JN296493

新 医療と看護のための心理学

藤田主一
山﨑晴美 【編著】

丸山昌一
塚本伸一
亀岡聖朗
佐藤清公
松野俊夫
池見正剛
霜山孝子
森田美弥子
小笠原昭彦
三上れつ

福村出版

|JCOPY| 〈出版者著作権管理機構 委託出版物〉

本書の無断複写は著作権法上での例外を除き禁じられています．複写される場合は，そのつど事前に，出版者著作権管理機構（電話 03-5244-5088, FAX 03-5244-5089, e-mail: info@jcopy.or.jp）の許諾を得てください．

は　じ　め　に

　本書の旧版ともいえる『医療と看護のための心理学』は，大きく2つの目的をもって企画編集された。1つは，医療系，看護系の大学や短期大学，専門学校などで心理学を学ぶ学生のための最新テキストとして，また，医療や看護と心理学との関係に関心をもつ学生の参考書として使用されることである。もう1つは，実際に医療や看護に携わっている方々や，この分野に期待を寄せる一般読者のためである。したがって，医療と看護というキーワードを視野に入れ，最新で実践に役立つ心理学を目指したものであった。

　心理学は，広く心や行動を学問の対象にしている。いうまでもなく，医療や看護の仕事は人間が対象である。それゆえに，この仕事に従事しようとする人たちには，人間の心や行動を理解することが何よりも求められる。このことは，医療にかかわる教育の在り方が，この10年で大きく変化してきたことからもうかがえよう。これは，今日の医学・医療の現場からの要請と，一般社会からの要請によるものであった。そのなかで，患者中心の医療，信頼される人間関係の形成，課題探求・問題解決能力の育成などの医療人教育の展開が，各医療系の養成校において展開されてきた。このような流れのなかで，心理学教育の重要性も，以前に増して認識されるようになってきた。

　また，一方では，心理学そのものの進歩もある。今日，われわれの身の回りで生じている問題に対して，より有効な知見も見いだされている。そこで，これらの状況を踏まえ，新版となる『新　医療と看護のための心理学』を企画することとした。本書の構成は，旧版を踏襲している。なぜならば，医療における心理学教育の目標は，社会から求められる医療人の育成にあり，そのためには，心理学の知見（"Coa"topics）と，医療の現場で求められる知識や考え方との橋渡し（"Bridging"topics）を提示することが有効であると考えるからである（Mackey, D. による）。そこで本書はこの目的を達成するために，大きく4つの点に特色を持たせるようにした。

　第1は，人間についての基本的な理解である。第1章〜第6章で取り上げて

いる内容は，すべて「心」をポイントにしている。すなわち，心と身体の関係，心と行動の形成，心と行動の発達，心の個性，心の適応，心の病と心の健康である。医療や看護の対象になる人たちを理解すること，また，自分自身を理解することが，これからの医療スタッフにとって必要だからである。

　第2は，医療の現場に役立つ実践的な心理学である。ここでは，人間理解を基本において，医療と人間関係，医療に役立つ心理テスト，医療に役立つ心理療法を第7章～第9章に分けて記述している。とくに，患者とのコミュニケーションや患者を知る客観的なテスト法，具体的な心理療法の提案である。

　第3は，第10章～第11章で取り扱っている患者の心理と行動の理解，実践的な看護についての問題である。患者の内面的な特徴を明らかにするとともに，患者を看護し，患者や家族を支える側の視点を取り上げた。また，患者と看護の立場から具体的なケースを紹介している。

　第4は，歯科医療と心理学との関係を述べたことである。心理学のテキストのなかで，歯科医療におけるさまざまな問題にふれたものは少ない。第12章では，歯科患者に特有の心理状態や心理診断の実際を提供している。

　各章の執筆者は，その分野の専門家にお願いした。それぞれが専門の研究者であり，また学生を教育している教育者である。各章とも，最新のテーマを具体的で分かりやすい内容に執筆されているが，さらに深い学習を希望する場合には，巻末に掲げた参考図書を参照していただきたい。

　本書のなかに展開されているさまざまな心理学上の問題が，現在ならびに将来の視点にたって役立つことができれば幸いである。

　最後に，本書の企画から出版にいたるまで多大のご厚意を寄せていただいた福村出版に，深甚の感謝を捧げる次第である。

2009年3月

執筆者を代表して
藤田　主一
山﨑　晴美

目　次

はじめに

第1章　心と身体の世界 …………………………………………… 11
1節　感覚処理 ……………………………………………………… 12
1　感覚器官（12）　2　側抑制（14）
2節　パターン認知 ………………………………………………… 15
1　特徴検出器（15）　2　パンデモニアム・モデル（15）
3　データ駆動型処理と概念駆動型処理（17）
3節　知覚の体制化 ………………………………………………… 18
1　かたちの成立（18）　2　群化の要因（19）
3　幾何学錯視（20）
4節　空間知覚と運動知覚 ………………………………………… 21
1　大きさの恒常性（21）　2　奥行き視の規定要因（21）
3　空間の異方性（22）　4　運動知覚（23）
5節　経験に学ぶ …………………………………………………… 24
1　初期経験（24）　2　知覚における主体的条件（24）

第2章　心と行動の形成 …………………………………………… 25
1節　生得的行動と学習 …………………………………………… 26
1　生得的行動と獲得的行動（26）　2　学習とは（26）
2節　さまざまな学習 ……………………………………………… 26
1　条件づけ（学習の連合理論）（26）
2　洞察学習（学習の認知理論）（29）　3　観察学習（30）
3節　学習と動機づけ ……………………………………………… 30
1　動機づけとは（30）　2　外発的動機づけと内発的動機づけ（30）
3　内発的動機づけを伸ばす（31）　4　学習性無力感（33）
5　自己効力感（33）

4節　記憶のメカニズム ………………………………………………… 34
  1　記憶と学習（34）　　2　短期記憶と長期記憶（34）
  3　記銘／保持／想起（36）　　4　忘　却（37）
  5　ワーキングメモリー（38）

第3章　心と行動の発達 …………………………………………… 39
1節　心身発達のしくみ ………………………………………………… 40
  1　発達とは何か（40）　　2　発達の原理（40）
  3　発達の遺伝と環境（41）
2節　発達の理論 ………………………………………………………… 42
  1　フロイトの発達理論（42）　　2　エリクソンの発達理論（44）
  3　ピアジェの発達理論（45）
3節　発達の諸相 ………………………………………………………… 47
  1　アタッチメントの発達（47）　　2　ことばの発達（48）
4節　発達段階の特徴 …………………………………………………… 50
  1　乳児期（50）　　2　幼児期（50）　　3　児童期（51）
  4　青年期（51）　　5　成人期（52）　　6　老年期（52）

第4章　心の個性と深層 …………………………………………… 53
1節　「その人らしさ」をどう捉えるか ……………………………… 54
  1　個性の研究（54）　　2　個性を見極める基準（54）
2節　知　能 ……………………………………………………………… 56
  1　知能とは何か（56）　　2　知能の構造（57）
3節　パーソナリティ …………………………………………………… 58
  1　パーソナリティとは何か（58）　　2　パーソナリティの類型論（59）
  3　パーソナリティの特性論（61）
4節　心の深層 …………………………………………………………… 64
  1　無意識を仮定した心のモデル（64）
  2　フロイトによるパーソナリティ理論（65）
  3　自我の防衛機制（66）

第5章　心の適応と障害 67

1節　適　応 68
1　適応と欲求・情動の関係（68）

2節　欲　求 69
1　欲求と行動（69）　2　欲求の種類（69）
3　欲求の階層性（70）

3節　情動と適応 71
1　感情と情動（71）　2　情動の種類（71）

4節　フラストレーションと葛藤 72
1　フラストレーション（72）　2　フラストレーションの原因（72）
3　フラストレーション反応（73）　4　葛藤（コンフリクト）（74）

5節　防衛機制 75

6節　適応と障害 78
1　ホメオスタシスの破綻（78）
2　フラストレーション反応の失敗（79）
3　防衛機制の失敗（79）

第6章　心と身体の心理臨床 81

1節　心理学と臨床 82
1　臨床心理学とは（82）　2　医療と心理臨床（82）
3　チーム医療と心理職（83）

2節　疾患と心理臨床 84
1　精神科医療と心理臨床（84）　2　精神疾患の症状（87）
3　代表的な精神疾患（88）　4　身体疾患と心理臨床（91）

第7章　医療のなかの人間関係 95

1節　対人関係 96
1　対人魅力—人の印象を決める意外な要因（96）
2　対人認知の歪み—相手を見誤るメカニズム（97）
3　対人葛藤への対処—良好な人間関係を保つには（98）

2節　集団の形成 99

1　インフォーマル・グループ―非公式な人間関係とは（99）
　　　2　ホーソン実験―非公式なルールの存在（99）
　　　3　集団の凝集性―集団が団結するとき（100）
　　　4　集団間の葛藤と衝突―なぜ彼らを見下すのか（100）
　3節　リーダーシップ ………………………………………………………… 101
　　　1　リーダーの役割―課題の達成とメンバーへの気遣い（101）
　　　2　状況対応型リーダーシップ―組織を育てるために（102）
　　　3　メンバーシップ―リーダーを支える成員とは（103）
　　　4　説得の技法―困難な要請を受け入れさせるために（103）
　4節　医療スタッフと患者間の人間関係 ……………………………………… 104
　　　1　ソーシャル・サポート―そのいくつかのタイプ（104）
　　　2　医療場面におけるソーシャル・サポート―何に配慮すべきか（104）
　　　3　視線・姿勢・対人距離―円滑なコミュニケーションのために（106）
　　　4　閉じた質問・開かれた質問―効率的なコミュニケーション（106）
　　　5　能動的な聞き方―信頼関係を築くコミュニケーション（107）

第8章　医療に役立つ心理テスト ……………………………………… 109
　1節　心理テストとは ………………………………………………………… 110
　2節　心理テストの分類 ……………………………………………………… 111
　3節　個々の心理検査 ………………………………………………………… 112
　　　1　知能検査（112）　　2　パーソナリティ検査（114）
　　　3　神経心理学的検査（119）　　4　発達検査（121）
　　　5　病院で使われる心理テスト（122）

第9章　医療に役立つ心理療法 ………………………………………… 123
　1節　心理療法における「関係」 …………………………………………… 124
　2節　関係のはじまり ………………………………………………………… 125
　　　1　クライエントを知る（125）　　2　セラピストの役割（126）
　　　3　契約を結ぶ（127）
　3節　信頼関係を築くために ………………………………………………… 128
　　　1　クライエント中心療法から学ぶ（128）
　　　2　応答の仕方を考える（129）

4 節　関係の意味を探るために ……………………………………………… 131
　　1　精神分析療法から学ぶ（131）
　　2　関係のなかで何が起きるか（131）
5 節　かかわり方を工夫するために ………………………………………… 133
　　1　芸術療法から学ぶ（133）　　2　その他の心理療法（134）
　　3　セラピストのあり方（135）

第10章　患者心理のメカニズム ……………………………………… 137

1 節　患者心理をみる視点 …………………………………………………… 138
　　1　患者心理を理解するための基本的な視点（138）
　　2　援助を考える視点（139）
2 節　病気体験と不安 ………………………………………………………… 140
　　1　病気と病気像（140）　　2　病気体験（141）
　　3　病気体験と不安（142）
3 節　死の心理 ………………………………………………………………… 142
　　1　死生観と人間（142）　　2　死にゆく患者の心理過程（143）
　　3　死にゆく患者の家族への援助（144）
　　4　臨死の子どもと家族（145）
4 節　患者の年代別特徴 ……………………………………………………… 146
　　1　小　児（146）　　2　成　人（148）　　3　高齢者（150）
5 節　患者・家族から見た医療 ……………………………………………… 152
　　1　医療職者とのコミュニケーション（152）
　　2　インフォームド・コンセント（153）　　3　悲嘆のケア（153）

第11章　臨床看護の心理 ……………………………………………… 155

1 節　看護の考え方 …………………………………………………………… 156
　　1　看護（学）とは（156）　　2　臨床看護師の役割（156）
　　3　患者—看護師関係（158）
2 節　患者の環境 ……………………………………………………………… 158
　　1　病院環境の特殊性（158）　　2　患者と家族のかかわり（159）
3 節　終末期ケア ……………………………………………………………… 160

1　終末期患者の苦痛（160）　　2　ホスピスとヴィハーラ（161）
　　3　終末期ケアの基本（161）　　4　終末期ケアの今後の課題（165）
　4節　看護のケース紹介 ………………………………………………… 166

第12章　歯科医療の心理 …………………………………………… 169
　1節　歯科医療と心理学 …………………………………………… 170
　　1　医療場面と心理学の役割（170）　　2　歯科医療と心理学（171）
　2節　歯科患者の心理的特徴 ……………………………………… 172
　　1　歯科患者の不安（172）　　2　適応行動と適応障害（173）
　3節　歯科におけるインフォームド・コンセント ……………… 175
　　1　初診時の協力体制（175）
　　2　歯科医師と歯科衛生士のチームプレー（176）
　4節　歯科における心理診断の実際 ……………………………… 177
　　1　SCT‐Dの構成と判定法（177）
　　2　SCT‐Dによる歯科患者の心理特性（180）
　5節　歯科医療とコミュニケーション …………………………… 180
　　1　カウンセリング的なかかわり（180）
　　2　小児歯科，老人歯科の問題（181）
　　3　医療スタッフのコミュニケーション（182）

参考図書 …… 183
人名索引 …… 188
事項索引 …… 190

第1章
心と身体の世界

　私たちが認知している世界は，物理的世界とは同じではない。環境からのさまざまな情報を，感覚器官が神経の興奮に変換し，それを脳が解釈した結果を理解しているのである。この過程は，けっして「見えてくる」といった受け身のものでない。何を見ていくのか，どのように見ていくのかといった，私たちの主体的な働きかけがあるのである。
　本章では，私たちの行動の出発点となる，外界の情報を取りいれ，認知していく過程について述べていくことにする。

1節　感覚処理

　私たちのまわりには，光・音といった物理的刺激や，匂い・味として感じられる化学的刺激があふれている。しかし，脳は，これらの外界の刺激を直接理解することはできない。感覚器官を通じて，これらの刺激に含まれる情報を，脳が解釈できる神経の興奮という形式に翻訳（変換）しているのである。

1　感覚器官

　感覚器官によって外界から受け取ることのできる情報の種類は異なっている。まず，それぞれの感覚器官のはたらきを見ることにする。

　a　視覚　眼は光刺激を神経のインパルスに変換する器官である。眼の構造はカメラにたとえることができる。図1-1に示すように，カメラの絞りにあたる虹彩，レンズにあたる水晶体，レンズの厚みを変えピントを調節する毛様筋，フィルムなどの受光体にあたる網膜などからできている。

　網膜には，光に反応する物質を持つ，錐体細胞（コーン）と桿体細胞（ロッド）の2種類の視細胞がある。錐体細胞は視野の中心部に多く存在し，色の情報を変換する。錐体細胞には3種類あり，それぞれ，最もよく反応する光の波長（色）が異なっている。この3種類の錐体細胞の興奮の程度によって色の弁別を行っている。私たちが経験する色には，色相（赤や青といった色合い）・明度（明るさ）・彩度（色の飽和度）の3つの属性があるが，これらは錐体細胞からの情報を，脳が解釈した結果として得られたものである。

　一方，桿体細胞は，視野の周辺部に多く存在しており，桿体細胞は色の弁別はできないが，光に対する感度が錐体細胞の500倍近くもよいので，暗いところでものを見ることを可能にしている。わずかな明かりしか

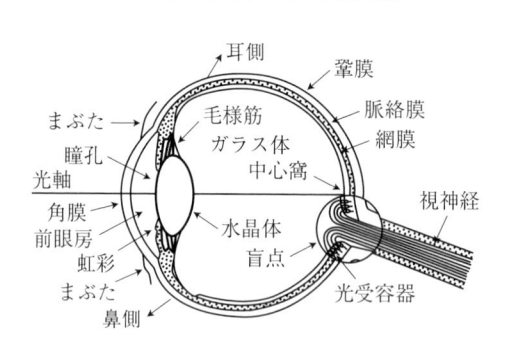

図1-1　眼球の構造

図1-2　網膜上の盲点

ない暗い部屋に入ったときなど，視野の周辺のものはぼんやり見えるのに，そちらに注視点を向けると何も見えなくなってしまうことがある。これは，感度のよい桿体細胞が，おもに視野の周辺部にあるためである。

なお，盲点には視細胞はなく，光の弁別はできない。左眼をつむり，右眼で紙面から約20cmの距離で図1-2の十字を凝視すると，右側の黒丸は消失する。また，左眼で黒丸を見ると十字は消失する。ここが盲点である。

b　聴覚　耳は空気の振動を，神経のインパルスに変換する。私たちが経験する音の属性には，音の高低，大きさ（強度），音色の3つがある。また，左右の耳に入る音の時間差や音量差によって，音源の位置を知ることができる。

c　嗅覚　鼻腔内の嗅粘膜には嗅細胞があり，その細胞膜にある嗅覚受容体が，化学物質（ニオイ分子）により刺激されることによって生じる感覚である。ヒトでは約400種類の機能しうる受容体の遺伝子が見つかっている。嗅覚受容体によって反応するニオイ分子は異なっているが，一つの受容体は複数の種類のニオイ分子に反応し，1つのニオイ分子は複数の受容体を刺激しうる。われわれは，どの受容体がどの程度の強度で興奮しているかというパターンを特定の匂いとして知覚しているのである。

d　味覚　舌の表面にある味蕾（みらい）が，さまざまな化学物質を検知した結果生じる感覚である。私たちが食物を味わう際に経験する味は，甘味・苦味・酸味・塩味・辛味・うま味といった基本味だけではなく，それに嗅覚・温度感覚・触覚・圧覚などがからみ合った感覚で，風味（フレーバー）といわれる。

e　皮膚感覚　皮膚には，温・冷・圧・痛などの感覚が特に鋭いところ（感覚点）があり，それぞれ温点・冷点などとよばれている。感覚点の分布は身体の部位によって異なっている。また，身体の深部の関節・筋肉などの情報を検知する深部感覚があり，皮膚感覚と合わせて体性感覚とよばれている。

f　平行感覚　身体の傾きなどの運動方向を検知する器官（耳石）や，回転方向を検知する器官（半規官）が内耳にあり，身体の位置や運動方向を知るこ

(A)

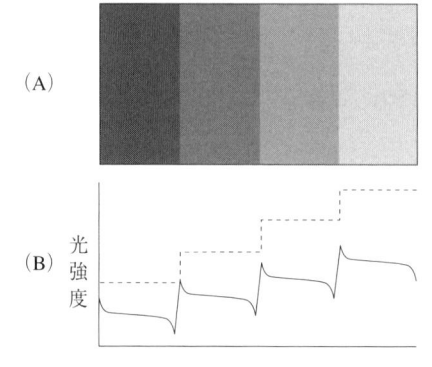

(B) 光強度

図1-3 階段波パターンによるマッハ現象

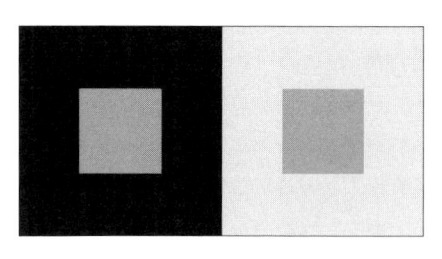

図1-4 明るさの対比

とができる。

2 側抑制

　感覚器官によって，神経の興奮という形式に変換された外界からの情報は，そのままの形で脳に伝達されるのではない。その前段階として，脳が特徴を検出しやすいように，特徴を強調する処理がなされるのである。図1-3では，表面の明るさは，(B)の破線のように，物理的には均一の面で段階的に変化している。しかし，知覚する明るさの変化は，グラフの実線のように，各段階のより明るい面と接している縁はより暗く，より暗い面と接している縁はより明るくなっているように，明るさの変化がより強調されて見えているのである。これは，「マッハ現象」といわれている現象で，「側抑制」というメカニズムによって生じるのである。

　側抑制とは，網膜の受光細胞の興奮を受けた神経細胞が，次の神経細胞にその興奮を伝達する際に，その細胞の周囲の神経細胞の興奮を抑制することをいう。たとえば，上記の明るさの段階の変わり目にある2つの細胞を例にとると，強い光を受けた（段階の明るいほうの）細胞は，より強く周囲の細胞の興奮を抑制するので，弱い光を受けた（暗いほうの）細胞は興奮が抑えられ，より暗く知覚されるのである。一方，段階の暗いほうの細胞は，明るいほうの細胞に対して弱い抑制しか行わないので，より明るく知覚される。

　図1-4では，四角形の中の灰色の部分は，左右とも実際には同じ明るさであるが，左側のほうが明るく見える。「明るさの対比」とよばれる現象であり，特徴を強調するメカニズムによって生じるのである。

2節 パターン認知

私たちは，見たものについて，「あれは山田さんだ」「これはAという文字だ」といった理解をする。このような認知は，どのようにしてなされるのであろうか。

1 特徴検出器

脳の後頭葉の視覚野には，ある特定の視覚刺激にしか反応しない神経細胞がある。このような細胞を「特徴検出器」といい，明暗の境界にだけ反応するもの，線分に反応するもの，特定の運動方向に反応するもの，角度に反応するものなどが見つかっている。そして，これらの検出機が組み合わさると，特定の長さで特定の方向の線分のみ反応するものといった，より複雑な特徴の検出が可能となる。

図1-5 は「主観的輪郭」とよばれる現象である。実際には，輪郭線はないが，図の中央に，白い3角形が周囲の白い地よりも明るく，手前に見えてくる。図と地の分化は，対象を知覚する際の最も基本的な過程であるが，そこには何らかの輪郭を検知する特徴検出器がかかわっているのである。

ところで，このような特徴検出器は，どのくらい複雑なものまで見出されているのだろうか。グロスらは，猿の側頭葉下部から，猿の手形に似た刺激に対して，選択的に反応する神経細胞（モンキーポウ検出器）を見出している。人間にも，たとえば特定の人物の「顔」を見たときにだけ反応する細胞が存在すると思われる。

2 パンデモニアム・モデル

文字の認知を例に，パターン認知について考えてみたい。パターン認知には2つのモデルがある。1つは「鋳型照合モデル」といわれるもので，いま1つは「特徴分析モデル」といわれるものである。前者は，多数のパターンの鋳型

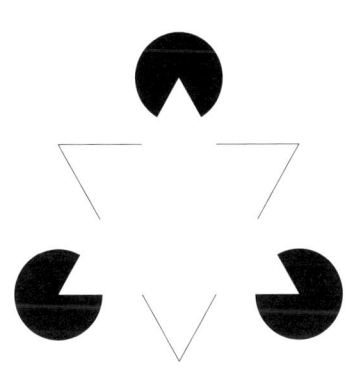

図1-5 主観的輪郭
（カニッツァによる）

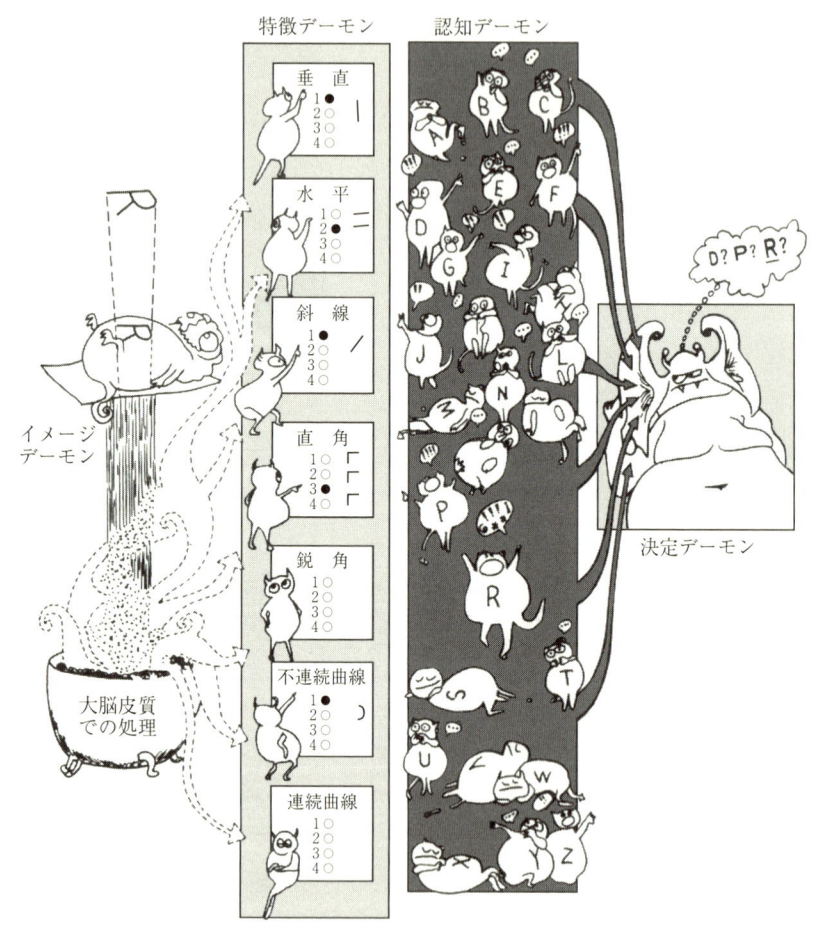

図1-6 パターン認知のパンデモニアム・モデル（リンゼイ，ノーマンによる）

があり，はいってきた情報をそれと重ね合わせ，最も一致度の高い鋳型の名前を与えるもので，機械による認識で用いられているものである。

ここでは，ヒトのパターン認知に用いられている「特徴分析モデル」について説明しよう。

特徴分析を用いてパターンを認知していく方法とのひとつに，「パンデモニアム・モデル」がある。パンデモニアムとは伏魔殿のことで，さまざまな機能をもつデーモンを仮定してパターン認知を説明している。図1-6を見てほしい。

(1) 外界からの情報は，まずイメージデーモンに送られる。イメージデーモンは，対象の情報が分析されるまで，感覚情報をそのまま貯蔵している。
(2) その情報を，特徴デーモンたちが調べていき，対象のなかから特定の情報を見つけだす。たとえば，縦の直線だけに反応するもの，角度や曲線，輪郭だけに反応するものというように，1つひとつのデーモンは，1つの特定の情報だけに反応し，その個数をカウントしている。
(3) これらの特徴デーモンたちの反応は，認知デーモンたちによって監視される。認知デーモンは，それぞれ1つのパターンを認知している。たとえばアルファベットのRを認知する場合では，水平線部が2本あるDFPRZの認知デーモンが名のりを上げる。そのなかで垂直線分を持つDFPRが，ついで不連続曲線を持つDPRが，そして最後に斜線分を持つRの認知デーモンが名のりを続ける。
(4) そこで，これらの認知デーモンを監視している決定デーモンが，最も大きな声で名のりをあげているRの認知デーモンを採用する。

このデータの特徴を抽出していくモデルで，私たちの認知をすべて説明していくことはできない。そこには，他のシステムが働いているのである。

3 データ駆動型処理と概念駆動型処理

認知を行う際に，対象を知覚するための十分な情報が常に与えられているとは限らない。図1-7に示された文字はTHE CATと読める。しかし，図中のHとAに相当する文字は，じつは同じ文字にもかかわらず，それぞれHとAの別々の文字として読んでいる。どちらに読むかの判断は，単語としてのまとまりのよさ，文法やその場の状況など，前後の文脈からの適合性のよさから行っているのである。すなわち，私たちが日常生活のなかで曖昧な情報を認知するとき，2つの処理の仕方を並行して行っているのである。つまり，感覚器からの入力から抽出された情報にもとづく「データ駆動型処理（ボトム・アップ処理）」とともに，前後の文脈から類推していくという「概念駆動型処理（トップ・ダウン処理）」もあわせて行っているのである。

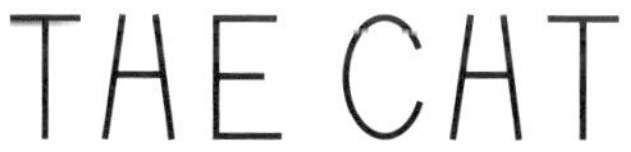

図1-7 文脈情報の手がかり

3節　知覚の体制化

　私たちが，外界を知覚していくとき，ある一定の規則にもとづいて情報の解釈を行っている。その規則は，人間の知覚システムの特徴を反映しているのである。はたして，私たちは，多くの刺激のなかから，どのような刺激に対して反応し，またどのような見方をしているのであろうか。

1　かたちの成立

　図1-8は，ルビンの盃とよばれる図形である。白い部分に注目してこの図を見ると，盃が図として，黒い部分が地（背景）として見えてくる。ところが，しばらく見ていると，今度は白い部分が地となって，黒い部分が人の横顔に見えてくる。しかし，盃と人の顔とが同時に見えることはない。このような現象は「図地反転」とよばれている。

　私たちが外界を見ていくとき，多くの刺激の要素のなかから，図となるものに対して注意を集中し，それを周囲の背景となるもの（地）と分けて知覚している。これを，「図と地の分化」という。このとき，とくに積極的に注意を集中しなくても，図としてまとまって見える場合はそれが図となる。ところが，図地反転図形のように多義的な図形の場合は，注意の焦点が移るにつれて異なった図が知覚されるのである。

　図1-9は，アメリカの漫画家が描いた，自分の妻と母親の絵である。これも曖昧な情報の例であり，不適切なデータが過剰に与えられると，いくつもの異なった解釈が存在することを示している。見方によって若い夫人にも老婆にも見えるが，両者が同時に見えることはない。

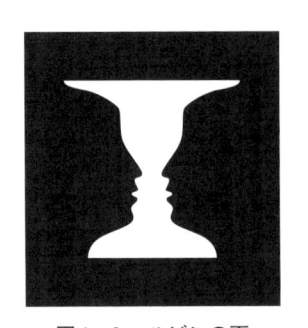

図1-8　ルビンの盃

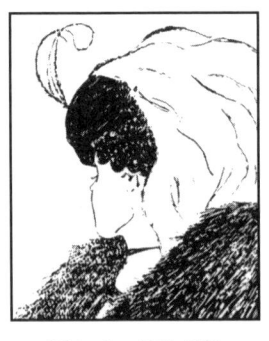

図1-9　妻と母親

図 1 - 10　群化の要因

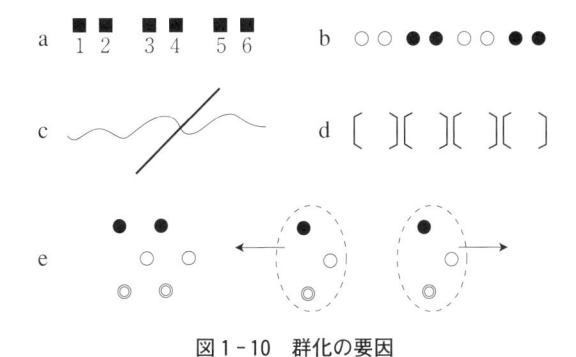

2　群化の要因

　視野のなかには，図になる多くの刺激が存在しているが，私たちはそれらの刺激を，いくつかの要因にもとづいて，相互にまとまりのあるものとして知覚している。ウェルトハイマーは，このような体制化がどのようになされるか，すなわち，どのようにして視野が全体として，最も安定した秩序あるまとまりを形成するかを，「プレグナンツの原理」として示している。これを，図 1 - 10 をもとに述べてみよう。

　a　近接の要因　他の条件が介入しなければ，近いもの同士がまとまりをつくる。図 a では，1 と 2，3 と 4 というようにまとまって知覚される。

　b　類同の要因　他の条件が介入しなければ，同じ性質のもの同士がまとまる。図 b では，白い玉同士，黒い玉同士がまとまって見える。

　c　よい連続の要因　多くの連続の可能性があるとき，他の条件が介入しなければ，できるかぎりなめらかに連続するようにまとまって知覚される。図 c では，波形の曲線を短い線分が貫いているように知覚される。

　d　閉合の要因　他の条件が介入しなければ，互いに閉じた傾向をもつもの同士がまとまって知覚される。

　e　共通運命の要因　他の条件が介入しなければ，ともに動くものや変化するものがまとまって知覚される。図 e の 6 つの円は，近接の要因と類同の要因によって，左右 2 つずつにまとまって見える。しかし，右の 3 つを右方向に，左の 3 つを左方向に動かすと，左右 3 つずつの 2 群にまとまって見える。

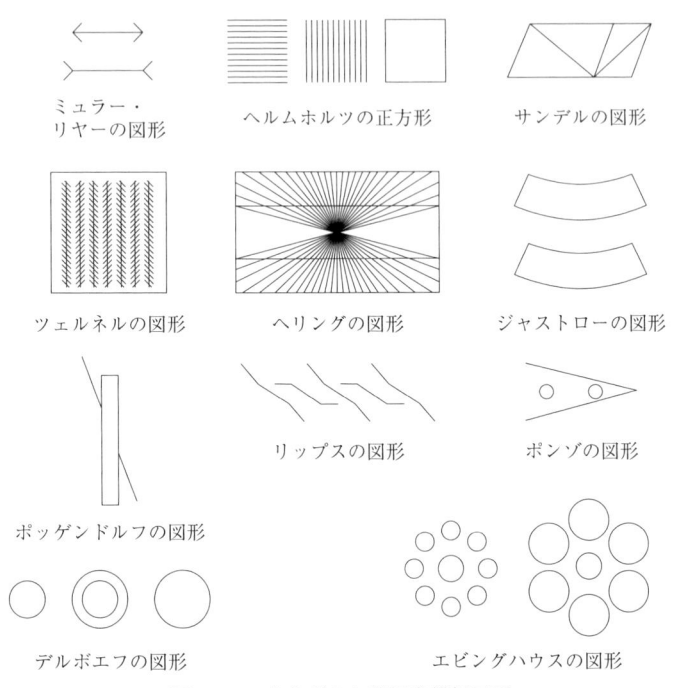

図1-11　さまざまな幾何学錯視図形

3　幾何学錯視

　図1-11の左上のミュラー・リヤーの錯視図を見てほしい。上と下の，矢羽根のついた2本の水平線分は，物理的には長さが等しいが，上の線分のほうが，下よりも短く見える。このような，平面図形上の大きさ・距離・角度・形などが，実際とは異なって知覚される現象を「幾何学錯視」という。このように，幾何学錯視は，私たちが物理的世界をそのまま見ているのではなく，脳が視覚的情報を解釈した結果を見ているのだということを端的に示している。

　このような錯覚物理的世界と心理的世界とのズレが生じるのは，私たちの知覚メカニズムの特性によるのである。それは単一の要因によって生じるのではなく，情報が処理される過程で，眼球の構造・網膜レベルの処理・神経系の特性・特徴検出器・経験の効果などの，さまざまな要因がかかわって生じると考えられている。そこで，どのようなズレが生じるかを研究することによって，私たちの知覚メカニズムの特性を知る手掛かりを得ることができるのである。

4節　空間知覚と運動知覚

　私たちは，まわりの世界が網膜に映った像を，平面なものとして知覚しているわけではなく，3次元の立体として知覚している。また，それは静止した画面の連続ではなく，たえず動いている動的な世界として知覚している。ここでは空間の知覚と運動の知覚について触れながら，知覚システムの理解を深めていくことにしよう。

1　大きさの恒常性

　眼をカメラにたとえると，フィルムにあたる網膜に映る像の大きさは遠くのものほど小さく，近くのものほど大きくなる。網膜上の像の大きさは，目の前の子どもよりも，10m先に立っている大人のほうが小さいが，実際には大人のほうが大きいと知覚している。このように，距離が変わっても，ものの大きさの判断には大きな変化はない。この現象を「大きさの恒常性」という。大きさの判断をするときに，奥行きや距離の情報も計算しているからである。

2　奥行き視の規定要因

　ところで私たちは，どのようにして奥行きを知覚しているのであろうか。実際には，外界から得られるさまざまな種類の情報を，脳が解釈した結果として奥行き感を知覚しているのである。それでは，どのような情報を手がかりにしているのか，ここで触れてみることにしよう。

　a　水晶体の調節　網膜上にピントを合わせるために，近くのものを見るときには水晶体を厚くし，遠くのものを見るときには薄くする。この調節を行っている毛様筋の調節作用が手がかりとなっている。

　b　両眼の輻輳　私たちは眼でものを見るとき，視野の中央で見ようとする。そのため，遠くのものを見るときは，左右の眼の視線はほぼ平行になるが，近くのものを見るときは，眼球が回転し，左右の眼の視線のなす角度は大きくなる。この角度（輻輳角）が，奥行き知覚の手がかりとなる。

　c　両眼の視差　両眼は左右に離れているために，同じものを見たとしても，

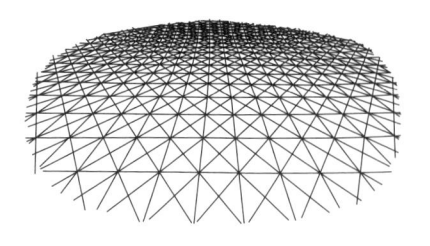

図1-12　きめの勾配と線遠近法　　　図1-13　事物の重なりと明暗

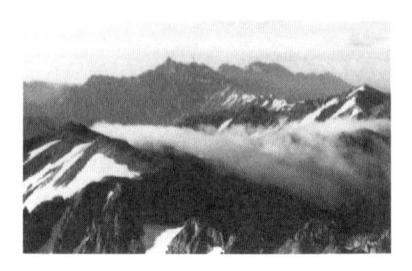

左右の網膜に映る像には微妙な違いが生じてくる。これを視差といい，この網膜像の違いを奥行感として解釈している。

　d　**線遠近法**　平行に走っている線路は，遠くなるほど幅が狭くなっていくように見える。このような配置も奥行き感を生じさせる。

　e　**きめの勾配**　きめの細かいものは遠くに，粗いものは近くに見える。図1-12はdとeの要因を示している。

　f　**重なり合い**　1つのものが，他のものの1部を隠すと，隠されたものは隠したものよりも遠くに見える。

　g　**単眼運動視差**　電車の窓から遠くの景色を見ると，近くのものほどより速い速度で進行方向とは反対に動いて見える。一方，非常に遠くにあるものは，ゆっくりした速度で自分と一緒に動いているように見える。

　h　**コントラスト**　明暗のコントラストの強いものは近くに，弱いものは遠くに見える。図1-13の写真では，fとhの要因がうかがえる。また，色相のコントラストも距離によって変わる。晴天の日には，近くの木の緑より遠くの山の木の緑は青く見える。空気中を光が通過するときに生じる現象である。

3　空間の異方性

　私たちが知覚している空間は，上下・左右・前後の方向に均等な空間ではない。

　夜空の満月は，地平線の近くでは大きく，中天にあるときには小さく見える。しかし実際には，いずれの位置にあっても，満月の網膜上の大きさは変わらない。これは，月の錯視とよばれる，空間の異方性を示す現象である。中天方向にある物体よりも，地平線近くの方向にある物体のほうが遠くにあるように感

じるので，同じ大きさの網膜像であっても大きく見えるのである。また，地平線に近い方向では，山や家屋，雲などが見えるために，奥行き視の事物の重なりの効果も加わって，よりいっそう大きく見えてくるのである。

4 運動知覚

運動の知覚には，実際に運動している対象についての知覚と，静止している対象が運動しているように見える現象の2つが考えられる。ここでは，後者について説明しよう。

a 仮現運動 映画のフィルムは，1こま1こまは静止した画像である。しかし，それをある一定の時間間隔で連続して映写すると，動いて見える。このように，静止した対象であっても，それらを一定の時間感覚で連続して提示すると運動が知覚されるのである。

b 誘導運動 流れていく雲間に見える月は，実際には動いていないにもかかわらず，雲と反対の方向に動いて見えることがある。静止した対象であっても，対象の位置を判断する手がかりとなるもの（関係枠）が動くと，それとは反対の方向に動いて見える現象である。

c 自動運動 暗室内に固定されたうす暗い小光点を凝視していると，図1-14のように，その小光点がふらふらと動いて見える現象をいう。これは，室内の景色といった，小光点の位置を判断する基準（関係枠）が与えられないために，実際には静止しているのに動いて見えるのである。

誘導運動や自動運動は，私たちが対象の位置の判断を，周囲のものと関係づけて行っていることを示している。

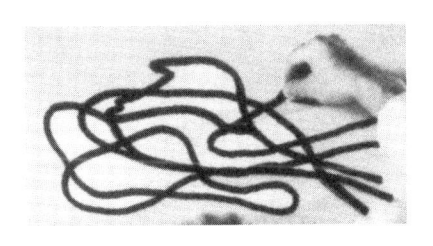

図1-14　自動運動の軌跡の例

5節 経験に学ぶ

私たちが行っているものの見方は,乳児期からのさまざまな経験を通して獲得したものである。また,知覚や認知のはたらきは,私たちの主体的な条件によっても影響を受けるのである。

1 初期経験

図1-15のように,2匹の子ネコのうち,1匹は自由に歩き回れる条件で,もう1匹は他方のネコの動きにつれて受動的に周囲を見るだけの条件で育てると,2匹のネコの視覚的経験は同じであっても,受動的に見ているだけのネコの空間知覚の能力はおとっていた。これは,ものの見方が,環境との能動的なかかわりのなかで獲得されていることを示している。

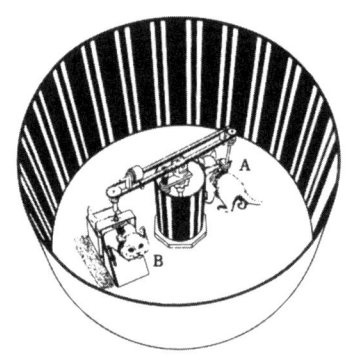

図1-15 能動的に動く子ネコと受動的な子ネコ (ヘルドによる)

2 知覚における主体的条件

個人の過去の経験,欲求や動機,社会的態度や興味,価値観などが,知覚に影響することが知られている。

ブルーナーらは,10歳の子どもたちにコインの大きさを見積もらせた。その結果は,図1-16のように,いずれの子どももコインの大きさを過大評価していたが,貧しい家の子どものほうが,裕福な家の子どもよりも,コインの過大評価が大きく,そのなかでも25セントの過大評価が大きかったのである。

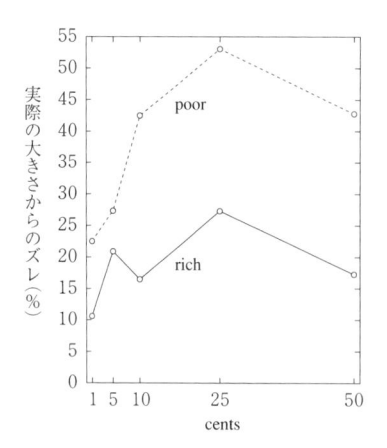

図1-16 コインの大きさの判断
(ブルーナー,グッドマンによる)

第2章
心と行動の形成

　　昨日までできなかったことが今日はできるようになったという体験を，日々の生活で実感できることはまれである。しかし，今できていることの多くは，生まれたときにはできなかったことであり，人間の成長はそのような変容の連続であるともいえる。

　この章では，心理学で「学習」とよばれている領域を中心に解説する。ここでいう学習とは，今までできなかった新しい行動パターンを身につけることの総称である。

1節　生得的行動と学習

1　生得的行動と獲得的行動

　生物が生まれたときからもっている行動様式を総じて，生得的行動とよぶ。瞳孔の収縮などに見ることのできる反射や，一般に本能とよばれているようなものは，この生得的行動に含まれる。これに対して，人や動物が生まれてから経験の結果身につけた行動を，獲得的行動とよぶ。本章では1～3節で学習心理学とよばれている領域について解説する。本章であつかう学習は後者の獲得的行動を指すものである。また4節では学習と深い関連がある認知機能，記憶について概観する。

2　学習とは

　学習ということばからは，学校で習ってきた勉強をイメージすることが多い。しかし心理学でいう学習とは，「経験にもとづいて，比較的持続性のある新しい行動を身につけること」である。それは知識的な面だけではなく，非意図的な行動や技能の習得を含めた行動全般を対象とする用語である。言い換えれば，経験を積むことによって新たな行動パターンを獲得することであるが，薬物の効果のような一過性のものを除外するために持続性を考慮している。

　学習ということばにはよりよい行動を獲得するイメージがあるが，必ずしもそうではない。たとえば飲酒や喫煙などの嗜癖行動も学習の結果であるといえる。また，子どもの頃プールに放り込まれたことのある人が，おとなになって必要以上に水を怖がるような場合も，水は怖いものであるという学習がなされた結果であろう。

2節　さまざまな学習

1　条件づけ（学習の連合理論）

　学習心理学では主として，人間の行動を外界からの刺激（S：stimulus）に対する反応（R：response）であると捉え，学習とは新たなS-Rの関係（連合）

が成立することである，という考えに立つ．このような過程を条件づけとよぶが，条件づけはそれが成立する手続きの違いによってレスポンデント条件づけと，オペラント条件づけに分けられる．古典的条件づけ，道具的条件づけという分類を用いる立場もあるが，おおよそ前者はレスポンデント条件づけに，後者はオペラント条件づけに対応する．

　a　**レスポンデント条件づけ**　熱いものに触れると手を引っ込めたり，まぶしい光を突然当てられると目をつぶったりするように，人や動物には特定の刺激に対して不随意に行動してしまう反射という機能が備わっている．そのような特定の刺激以外の刺激によって，同様の反応が引き出されるようになることをレスポンデント条件づけという．

　ロシアの生理学者パヴロフは図2-1のような装置を使い，犬に餌を与える直前にメトロノームの音を繰り返し聞かせたところ，犬がメトロノーム音を聞いただけで唾液を流すようになることを発見した．食物が口に入れば（刺激），唾液が分泌される（反射）．このような刺激と反射の関係は，犬であればどの個体にも条件づけを行う前から無条件に成立しているので，このような関係にある2者をそれぞれ無条件刺激，無条件反射（または無条件反応）とよぶ．

　これに対し，メトロノーム音と唾液分泌の関係は，音が鳴ると餌がもらえるという経験を積んで初めて生じる，いわば条件つきで成立する関係である．そこでこのような関係にある2者をそれぞれ条件刺激，条件反射（または条件反応）とよぶ．餌によって生じた反応と，メトロノーム音で生じた反応はどちら

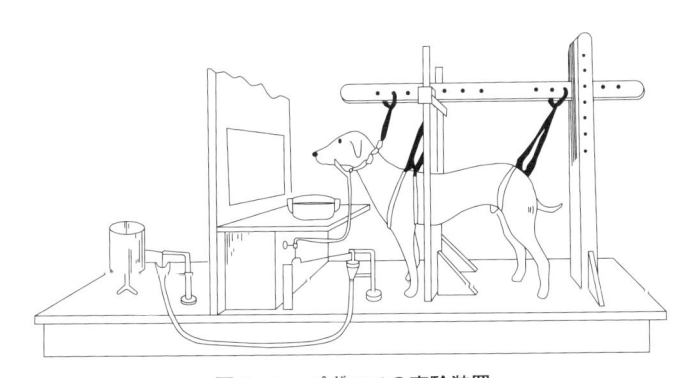

図2-1　パヴロフの実験装置

も同じ唾液分泌であるが,どのような刺激で引き起こされたかによって区別される。この場合,上記のようなメトロノーム音の経験をした犬には,メトロノーム音－唾液分泌という新たな刺激と反射の関係が成立したのである。

条件刺激に類似した別の刺激によっても条件反射が生じることがあり,これを般化という。先にあげた唾液分泌の実験を例にとると,条件刺激とはテンポや音質が異なるメトロノーム音でも条件反射が誘発されるのである。これに対して,条件刺激とそのような類似刺激を区別し,条件刺激においてのみ条件反射が生じるようになることを弁別という。

好ましくない学習結果は特定の手続きによって消去することができる。上記の例では,メトロノーム音(条件刺激)を鳴らしても餌(無条件刺激)を与えないという経験を繰り返せば,犬はメトロノーム音を聞いてもよだれを流さなくなっていく。しかし,このような消去の過程を一旦中断した後に再開すると,中断直前と比較して条件反応が増加する現象が見られる。これを自然回復という。

b　オペラント条件づけ　日常生活を振り返ると,レスポンデント条件づけのように受動的な反射行動よりも,みずから「～しよう」とする「自発的・能動的」な行動のほうが多い。このような行動のほとんどは,オペラント条件づけによって説明できるものである。

アメリカの心理学者スキナーは図2-2のような装置を用いて,ネズミにレバー押し行動を学習させた。このような装置はスキナー箱とよばれ,この中に入れられたネズミはあるとき偶然レバーに触り,その結果餌皿から餌を得る。このような経験を何度か繰り返したネズミは,空腹時に同様のレバーを見るとレバー押し行動を頻繁に行うようになる。

このようにある行動に続いて報酬や罰などの刺激を与えることで,その行動の生起率を変化させることを強化,そのときに与えられる刺激を強化子とよぶ。強化子には2つの種

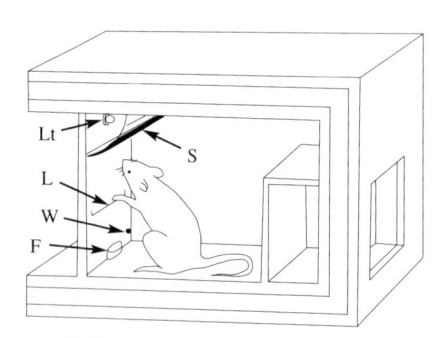

Ltは照明,Lはレバー,Wは水の出る口,Fは餌皿,Sはスクリーン

図2-2　スキナー箱

類がある。強化の結果「ある行動に付随する刺激 X」を《得るために》その行動がコントロールされる場合，刺激 X を正の強化子という。上記のネズミを例に取ると，レバー押し行動に続いて与えられる餌が正の強化子にあたる。また罰のように，ある行動に付随する刺激 X を《除去するために》その行動がコントロールされる場合，その刺激 X は負の強化子という。

2 洞察学習（学習の認知理論）

これまでに説明してきた条件づけ（連合理論）のように，特定の刺激と行動を 1 対 1 に結びつけるような段階を経なくても，突如として学習が成立する場合がある。連合理論が S-R の増加という量的な変化を重視しているのに対して，このような学習は，もののとらえ方という認知構造そのものが質的に変化した結果であるようにみえることから，学習の認知理論とよばれている。

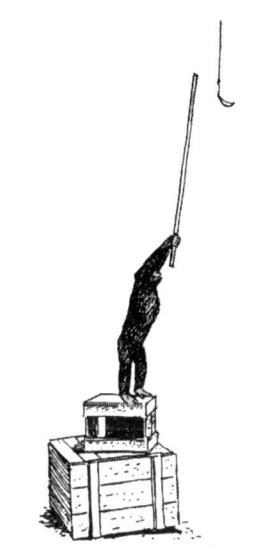

図 2-3　箱と棒を使ってバナナを落とそうとするチンパンジー

ドイツの心理学者ケーラーは，実験的な知能テスト場面を設定し，天井から吊されたバナナを取るためにチンパンジーが道具を利用するプロセスを観察した。実験の初期段階において，チンパンジーはバナナに向けて棒を振ってみたりするが，棒は短くバナナには届かなかった。その後，いったんあきらめたかのようなそぶりをみせるが，あるとき突然，部屋におかれていた木箱を移動させ，その上にのって棒を当てることでバナナを落とすことができた。

ケーラーはほかにも，チンパンジーが目的に応じて道具を組み立てる様子や，犬が目標へのルートをさえぎられた際に迂回する様子などを観察し，それらの状況における問題解決が，試行錯誤や段階的な経験もなく突発的に生じていると主張した。さらに彼はこのようなタイプの学習では，問題解決のために何をどうすればいいか，環境全体（周囲の状況や使える道具など）を洞察する行為が重要であると考え，洞察学習という概念を示した。

3 観察学習

　条件づけのように直接的な経験や，報酬（罰）もない状況で学習が成立することもある。バンデューラは，空気を入れてふくらませた大型の人形に対して大人が暴力行為（蹴る，ハンマーで攻撃するなど）を行う動画を子どもに見せると，直後の子どもの遊びに同様の暴力行動が増加することを実験的に示した。しかし，暴力をふるったおとなが叱られる映像を合わせて提示すると，そうでない群よりは暴力行為の模倣が少なかったという。

　このような学習を観察学習とよぶ。子は親の鏡ということばがあるが，ちょっとしたおとなの振る舞いも周囲の子どもに悪影響を及ぼすかもしれない。一方で，学習の過程において直接体験を必要としない観察学習は，通常の学習に比べ，効率やリスクの面で優位な一面もあるといえるだろう。

3節　学習と動機づけ

1　動機づけとは

　テレビのニュースや刑事ドラマで，「犯行の動機は…」という言い回しを聞いたことはないだろうか。人間を含めた動物の行動には理由があり，その行動を生じさせるに至った基本的欲求を動機という。言い換えればやる気や意欲のことでもあり，その動機によって行動を持続させる一連の過程を「動機づけ」という。

2　外発的動機づけと内発的動機づけ

　動機づけは大きく，外発的動機づけと内発的動機づけに分けることができる。外発的動機づけは，報酬や罰といった外的な要因によって行動が発生し，維持されている状態である。「アルバイトをすれば給料がもらえる」「遅刻をしたら叱られる」などといった場合がこれにあたる。対して内発的動機づけは，ある行動に対する意欲がその人自身のなかから生じるもので，外的な報酬の有無にかかわらず，行動そのものが目的となっている場合である。その人自身が「もっとよく知りたい」「もっとうまくできるようになりたい」などの欲求を強くもっている状態だということができる。

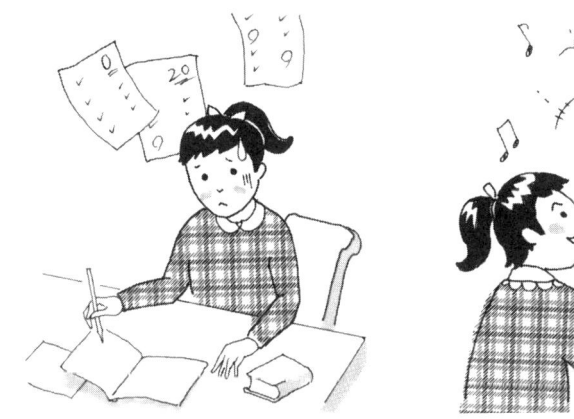

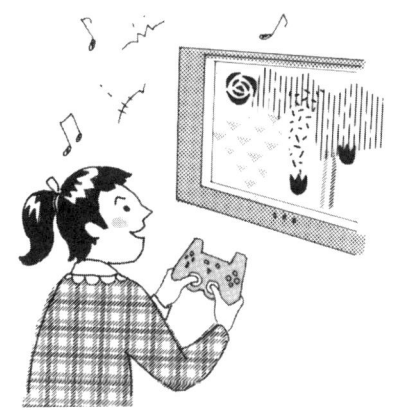

イラスト2-1　外発的動機づけより内発的動機づけ
（好きになれば上達も早い）

　効果的な学習に動機づけは欠かせないものであるが，これまでの研究によって内発的動機づけのほうが学習に都合がよいことがわかっている。その理由のひとつに，意欲の持続性があげられる。報酬や罰によって外発的に動機づけられた学習は，その影響が及ばなくなると持続しにくくなるといわれている。「通知表の成績がよかったらゲームを買ってあげる」と約束されていた小学生にとって，重要なのは通知票を受け取るまでであり，このような外発的動機づけのみでは結果がどうであれ，その先も勉強を続けていくとは考えにくい。私たちも，テストの結果が心配なあまり，前日にだけあわてて勉強した経験はないだろうか。勉強は本来，テストに受かるためにするものではないはずである。

3　内発的動機づけを伸ばす

　ではどうすれば内発的動機づけを高めることができるのだろうか。内発的動機づけが生じる理由を考えるとそのヒントが見えてくる。内発的動機づけを生じさせる代表的なものとして，知的好奇心をあげることができる。知的好奇心とは，人や動物が未知のものや新奇なものに対し，「あれはなんだろう」「もっとよく知りたい」などと感じる興味のことである（特に後者を理解欲求とよぶこともある）。この興味は既有の知識から適度のズレをもった存在や情報，課

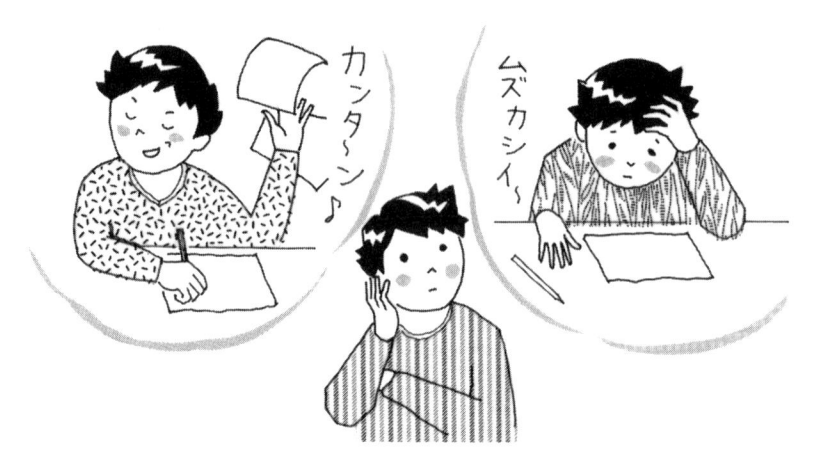

イラスト2-2　難しすぎても簡単すぎてもダメ
（適度な難易度が能力アップにつながる）

題などに対してもっともよく生じる。これを最適不適合の理論という。

　いくら未知のことであっても，わかりにくい情報や難しすぎる課題，また反対にあまりにも簡単に思われるものに対しては知的好奇心ははたらきにくく，そのまま無視されてしまいやすいのである。たとえばグループで何らかの課題に取り組む場合，単純に役割分担したりリーダーが指示を出すよりも，その課題に関する興味をメンバー全員で共有できるようにしたほうが，よりよい成果を期待することができる。「好きこそもののじょうずなれ」ということわざがあるが，アニメや音楽，スポーツやファッションなどの趣味に関しては，いつのまにか知識が増えたり，技術が上達していたという経験はないだろうか。

　内発的動機づけを助けるものとして，他に達成動機をあげることができる。達成動機とは，目標とする課題をよりよい形でやりとげたいと感じる欲求のことである。報酬との直接的な関係ぬきで「どうせやるならいい仕事をしたい」と感じたことはないだろうか。達成動機には個人差があると考えられるが，達成動機を喚起させるものにもやはり適度な難易度が求められる。あまりにも困難な課題は最初からできないものとして扱われるし，あまりにも簡単なものはやりがいがないので，やはり達成動機は生じにくい。

4　学習性無力感

学習の結果，何もしなくなることも報告されている。セリグマンらは，逃げられないように拘束された犬に何度も電気ショックを与えると，その後逃げられる状況に置かれても，あまり回避行動を取らなくなることを示した。このような犬は，経験にもとづいて，自分の力では痛みを回避できないという学習をしたため，ただ痛みに耐えるだけになってしまったと考えられている。このような無力感の学習は学習性無力感とよばれるが，現代人に多いとされる無気力やうつ傾向も，このような学習の結果生じているのかもしれない。

5　自己効力感

学習性無力感が生じないようにするために，自己効力感が有効であるという指摘がある。行動を行う際の，「その目的のために自分がどれだけ効果的にふるまうことができるか」という自己の能力に関する自信や成功の予期に関する認知を指す概念が自己効力感である。

自己効力感が高い者ほど「自分はその目的を達成できるだけの能力を持っている」と捉える傾向があり，その結果，積極的かつ自信をもって物事に取り組むことができるとされている。臨床心理学的場面においても，自己効力感の向上が，それぞれの場面で求められていた行動変容や治療促進に結びついたという成果が多く示されている。

このような自己効力感は，①制御体験（自分で何かをやりとげたという経験をすること），②代理経験（他者が何かを達成したり成功した場面を観察すること），③言語的説得（自分の能力について，他者から説明されたり励まされたりすること），④生理的情緒的高揚（行動の妨げになる情動や気分の低下を防ぎ，高い状態を維持すること）によってもたらされることが示されている。これら4つのポイントは，実際に物事に取り組んだり，他者と交流したりすることで得られる部分が多く，社会的な経験を積むことの重要性が示唆されている。

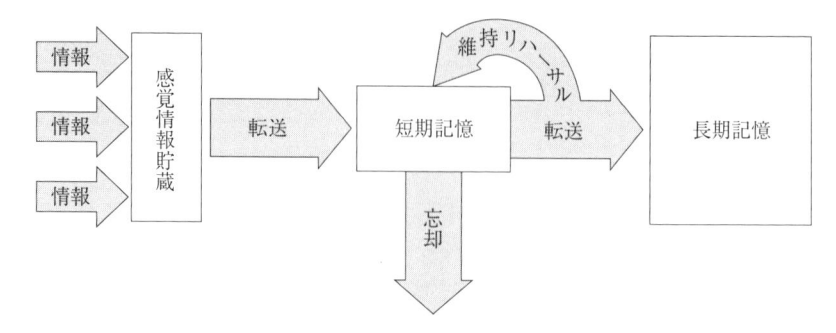

図2-4　2貯蔵庫モデルの概念図

4節　記憶のメカニズム

1　記憶と学習

　記憶と学習は密接に関係する概念であり，2者を厳密に区別することは困難である。本章のはじめで述べたように，学習を「経験による，比較的永続的な行動の変容」と捉えるならば，学習者は経験によって得られた知識を記憶によって保持していなければならないのである。

2　短期記憶と長期記憶

　記憶がどのようなシステムによるものかということに関して，複数の理論が展開されているが，ここでは2貯蔵庫モデルについて解説する。図2-4に示したように，この2貯蔵庫モデルは記憶が保たれる長さに着目し，人間の記憶を短期記憶と長期記憶の2種類に分ける考え方である。

　人間が外界から取り入れた情報は，まず感覚情報貯蔵に取り込まれる。ここでは外界からの刺激がそのままの形で，ごく短時間保たれる。そのままの形とは，たとえば聴覚刺激であれば聴覚刺激のまま，視覚刺激であれば視覚刺激のままという意味である。この感覚情報貯蔵は，極めて短時間の保管であることと，主体による統制の余地がきわめて少ないことから，それ以降の2つの記憶とは分けて考えられている。感覚情報貯蔵の持続時間は感覚モダリティによって異なるが，アイコニックメモリーとよばれる視覚的情報貯蔵で1秒程度，エ

コーイックメモリーとよばれる聴覚的情報貯蔵では5秒程度で大部分の内容が失われるといわれている。

　感覚情報貯蔵に注意を向けることによって，それらの情報は短期記憶に送られる。短期記憶の保持率は，保持のための努力を何もしない状態では9秒程度で急激に低下し，20秒もするとほとんど忘れられてしまう。日常生活ではメモを見ながら電話をかけるときなどに用いられる。7桁程度の番号であれば，一度に入力することもそう難しくはないが，かけ終わった後にはその番号を思い出すことはできないだろう。短期記憶の容量は7±2チャンクといわれている。チャンクとは直訳すると塊(かたまり)のことである。たとえばNJNAHATNKLTAという12個のアルファベットを瞬時に記憶することは困難だが，もしこれがNHK, JAL, NTT, ANAという3文字ずつの略称であれば4チャンクとなり，比較的簡単に覚えられるのではないだろうか（最初のアルファベット12文字は，各略称の1文字目のみを4文字，2文字目のみを4文字…，と順に並びかえたもの）。チャンクとは，情報をどれだけひとまとめにすることができるかによって変動する単位のことなのである。

　後述するリハーサルという作業を行うことで，記憶内容は短期記憶内にとどめられ，さらには長期記憶に転送される。長期記憶は理論上，容量にほぼ限界がなく，永久的な記憶であるといわれている。長期記憶は宣言的記憶と手続き的記憶に大別することができる。宣言的記憶とは言語によって表現・説明が可能な知識的記憶であり，学校のテストなどで測られるものの多くはこれにあたる。

　これに対して，手続き的記憶とは，ことばにはあらわしにくい運動や習慣的動作に関する記憶で，スポーツをするときのコツや自動車を運転するときに必要な一連の動作などがあてはまる。また宣言的記憶は，去年の夏休みにどこへ旅行に行ったかなど，（主として個人的な）出来事の記憶であるエピソード記憶と，旅行とは何か，どんなものが必要かなどといった一般的知識の記憶である意味記憶とに分けることができる。さらに近年では，気づかないうちに行動や認知に影響を与える潜在記憶と，意識的想起を伴う顕在記憶に分類した研究も多く行われている。はじめの分類にあてはめると，宣言的記憶は顕在記憶に，手続き的記憶は潜在記憶にあたるといえるだろう。

3 記銘／保持／想起

　記憶ということばからは覚えることをイメージしがちであるが，覚えるだけでは記憶を活用することはできない。一般に心理学では記憶を，記銘・保持・想起という3つの過程に分けて論じることが多い。つまり記憶を，覚える・忘れないように保つ・思い出すという3段階から構成されているものと仮定するのである。この3つの過程を情報処理的な視点からそれぞれ，符号化・貯蔵・検索とよぶこともあるが，先述した三者とほぼ同義である。

　記銘とは書き込み，すなわち覚えることである。しかし人間は，頭の中に入ってきた情報をそのまま詰め込むだけの受動的な存在ではない。たとえば記銘を，カラの倉庫に荷物を積めていく作業だと仮定する。限りある面積の倉庫に効率よく整然と荷物を入れるには，運び込まれたものをそのまま並べるだけではなく，一度梱包を解いて関係があるものをひとまとめにするなどの整理作業が大きな意味をもってくる。記銘を符号化とよぶ意味もそこにあり，たとえばテキストに記述してある内容を記憶するために一字一句覚えることはまれで，内容を吟味し自分なりに整理したうえで，その要点を記憶するのが普通であろう。たいていの場合，何ページ目の何行目に何が書いてあったかといった情報には意味がないからである。つまり，人が記憶している内容は外界の情報そのものではなく，何らかの形で置き換えられた整理された略号（符号）なのである。

　さて情報を取り込んだあとは，それを忘れないように保持しなければならない。とくに短期記憶ではその内容のほとんどが数秒程度で忘れられてしまうことを思い出して欲しい。しかしリハーサルを行うことによって記憶内容を短期記憶内にとどめておくことができる。

　もう一度電話番号の例を考えてみよう。電話帳などで番号を調べて電話をかけようとするとき，そこに記されている番号を見ただけでかけることは少ない。たいていは頭の中で，あるいは口に出してその番号を何度か復唱してみるのではないだろうか。この復唱こそがリハーサルである。かけるときには覚えていた番号を，かけた数秒後に忘れてしまうのは，かけた直後にリハーサルをやめてしまうからである。リハーサルには単に情報の復唱を行う維持リハーサルと，情報をより深く理解しようとする精緻化リハーサルがある。精緻化リハーサルとは，たとえば4188という数列を記憶する際に，語呂合わせから「ヨイハハ」→「よい

母」→「よい母親のイメージがある人を思い浮かべる」といったように，すでにある知識や情報と関連づけていくような作業を行うことである。維持リハーサルは先述のように，短期記憶内に記憶を保持する役割をもち，精緻化リハーサルは，短期記憶の内容を長期記憶に転送する働きがあると考えられている。

　想起とは思い出すことであり，おもに長期記憶に対して使われる用語である。想起には再認と再生の2種類がある。再認とは，提示されたある対象が記憶しているものか否かを判断するもので，クイズやテストにおける択一問題もそれにあたる。再生とは何もない状態から，記憶している内容を再構成するやり方で，再認よりも困難な作業である。

4　忘　却

　人はなぜ，一度記憶したことを忘れてしまうのだろうか。忘却についても，これまでにいくつかの説明がなされている。たとえば短期記憶では，砂のうえに書いた文字がしだいにうすれていくように，リハーサルをやめることによって何らかの記憶痕跡が消滅していくという減衰説や，記憶内容が後から入ってきた情報や，より以前の情報と互いに干渉し合い，内容の混同や容量の圧迫が生じるという干渉説などがある。

　長期記憶では上記の減衰による影響はほとんどなく，干渉の影響が大きいとされている。現時点よりも時間的に前の（過去の）経験が，時間の流れに沿って今覚えようとしている内容に干渉することを順向干渉とよぶ。逆に，あることを記憶した後の経験が，時間をさかのぼって干渉することを逆向干渉という。さらに長期記憶では，しばしば検索の失敗が起こっているとも考えられている。先述のとおり，長期記憶は永続的かつほぼ無限の容量をもつものであると考えられているが，試験などで一度覚えたはずのことを思い出せないのは，忘れてしまったからではなく，引き出すことができないからだという考え方である。たしかに，広い図書館で目的の本を探し出すことができるのは，どこに何の本があるかという情報がきちんと整理されているからにほかならない。記銘の段階からただやみくもに覚えるのではなく，引き出しやすさにも配慮して工夫しながら覚えることが大切なのである。

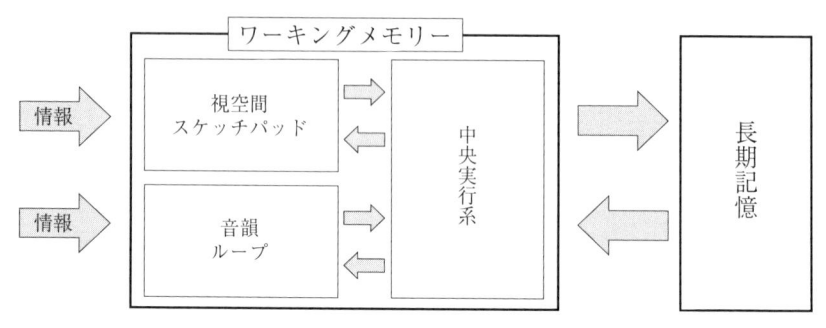

図2-5　ワーキングメモリーの概念図

5　ワーキングメモリー

　ここまで2貯蔵庫モデルを中心に述べてきたが，人間の記憶に関する理論はそれだけではない。2貯蔵庫モデルは記憶のしくみをわかりやすく説明することに成功しているが，いくつかの問題点も指摘されている。たとえば暗算や長文を読むときのように，一時的に記憶内容を保持しながら，同時に別の知的作業を行うことがある。人間のこのような行動は，リハーサル用のわずかな容量しかもたない短期記憶の概念では説明が不十分である。本章の最後に，近年，短期記憶を拡張した概念として広く研究されているワーキングメモリー（作業記憶）について簡単にふれておこう。

　短期記憶がリハーサル用の一時記憶装置のように捉えられているのに対し，ワーキングメモリーは中央実行系とよばれる処理システムと，それに付随する視空間スケッチパッド，音韻ループといわれる下位システムからなっていると考えられている。この中央実行系は，図2-5に示したように，視覚情報の一時保存機構である視空間的スケッチパッドや，聴覚情報の一時保存機構である音韻ループと情報のやりとりをする。そして入ってきた情報をより詳細に検討するために，長期記憶とも並列的に情報のやりとりを行うことができるのである。中央実行系は，いわば空港の管制室のようなもので，各方面に指令を出しながら情報を集め，それらを理解・コントロールしようとする。この機能こそ短期記憶の概念に欠けていたものであるが，中央実行系が具体的にどの程度の能力や役割を担っているのかについては，まだ不明な点も多い。

第3章
心と行動の発達

　1930年代に，ホスピタリズムとよばれる現象が医療や教育の世界を中心に注目を集めた。それは，いかに衛生的，栄養的に整った施設であっても，心理的なケアが十分でないと子どもの死亡率や障害へのリスクが高まるというショッキングなものであった。ヒューマンケアの専門職をめざす人にとって，人間の成長発達に関する知識を得ることは不可欠である。

　この章では，広範な発達研究のなかから本書の趣旨に沿ったテーマを取り上げよう。

1節 心身発達のしくみ

1 発達とは何か

人間の心や身体は一生をとおして変化し続ける。量的にも質的にも毎日毎日が変化の連続である。「発達」を表す"development"ということばは、「包み込まれていたものが外に現れる」という現象を指している。発達にはさまざまな変化が含まれる。それは身体の形態や構造のような変化だけでなく、行動や思考の変化にいたるまで多種多様である。ドイツの心理学者コフカは「有機体やその器官が、量において増大し、構造において精密化し、機能において有能化するとき、これを発達という」と述べている。

発達という現象は、成熟と学習という2つの側面から捉えることができる。成熟は、個体が本来もっている機能や能力が年齢とともに自然に現れてくる変化である。歩行の開始や性的成熟などがその好例である。身長や体重の増大を指す場合は成長ともいう。成熟による発達は遺伝的な要因に基づくものである。これに対して、学習は出生後の経験によって獲得した行動の変化で、環境という外的な要因に大きく依存している。文字の読み書きができる、自転車に乗ることができるなど、学習による発達は日常生活の多くの部分を占めている。

このように分けると、成熟と学習とは並行関係にあるような印象をもつが、発達は両者の複雑な相互作用の結果である。かつて成熟優位か学習重視かという論争もあったが、成熟が伴わないと学習の成立は困難であるし、学習の機会がないと身体的機能も十分に成熟していかないのである。また今日では、発達の前進的変化だけでなく、後退的変化も含めた生涯発達的な視点が強調されるようになっている。

2 発達の原理

人間の心や身体の発達は、「十人十色」といわれるように個人差の大きいものであるが、それは決して無秩序に変化するものではない。発達の過程を詳しく観察すると、そこには一般的に認められる特徴が存在している。表3-1は、主要な発達の原理を示したものである。

表3-1 主要な発達の原理 (山本多喜司による)

項　目	説　明
(1)発達は一定の順序で起こる	すべての子どもは歩く前に立ち, 立つ前にハイハイをする。移動運動, 手腕運動, 言語, 問題解決行動, 社会的行動などに順序が見出されている。
(2)発達には方向がある	「頭部から胸部へ」(cephalo-caudal sequence) と「中心部から周辺部へ」(proximo-distal sequence) がある。
(3)発達は連続的である	各発達段階にはそれぞれ特徴があるが, 注意深く観察すると連続的である。したがって前段階での経験は後段階の発達に役立つ。
(4)発達は異なった速度で進む	発達は連続しながらも, それぞれの時期によって速度が異なる。身長は乳児期と青年期に, 語彙は乳児期に急に増加する。
(5)発達には相関がある	知的発達と身体的発達, 知的発達と社会的発達, 情緒や認知能力の発達と社会的発達とは関係がある。
(6)発達には個人差がある	発達には順序性と連続性があるが, すべての人が同じ速度で発達するわけではなく個人差がある。
(7)発達は個体と環境の相互作用による	個体的要因と環境的要因の相互作用によって発達は生ずる。
(8)発達は分化と統合の過程である	未分化で混とんとした状態から分化し, それが統合される。
(9)発達過程には臨界期がある	ある刺激や経験がその時期だけ重要な影響を及ぼすことがある。

たとえば, 子どもは急にことばを話しはじめたり, 突然, 身体が成熟するのではなく, 長い準備期間を経てだんだんに完成していくものである。発達はその速度に緩急の相違があっても連続的な過程である。また歩行運動を例にとっても, 乳児は座る, ハイハイする, 立ちあがるなどの一連の順序を経て初めて歩くようになる。表に示したような発達の原理にしたがって, 乳児は少しずつ成人に近づいていくのである。

3　発達の遺伝と環境

a　初期経験　スイスの動物学者ポルトマンは,「動物の進化の程度はその動物の誕生時の状態と深い関係にある」といっている。彼は哺乳類を下等動物(留巣性)と高等動物(離巣性)に分け, 妊娠や出生状況, 生命力などを観察したところ, 人間は高等な哺乳類よりもきわめて未熟な状態で誕生することがわかった。表3-2は, 動物と人間とを比較したものである。ポルトマンは人

表 3-2　人間と他の動物の妊娠・出生状況 (ポルトマンによる)

動物（例） 妊娠・出生状況	哺乳類 下等動物(留巣性) イタチ・ウサギ・リス・ネズミ	哺乳類 高等動物(離巣性) ウマ・クジラ・サル	人　間 出生直後　1年後
妊娠期間	短　い	長　い	長　い
1胎ごとの子の数	多　い	少ない	少ない
身体構造の特殊化の程度	低　度	高　度	低　度 → 高　度
出生時の心身の状態	未　熟	発達している	未　熟 → 発達している

間の誕生が他の動物に比べて1年間の早産であると考え、二次的留巣性という名前を与えている。人間の場合、生後のおよそ1年間は胎内と同じような環境が必要であること、その後も広く社会環境のなかでさまざまな刺激を受けながら発達する存在であることを意味している。アマラやカマラに代表される野生児の症例は、とくに初期経験の重要性をうかがわせるものである。

　b　環境閾値説　発達には遺伝と環境のどちらが重要な役割を果しているだろうか。以前は遺伝を重視した生得説と環境を重視した経験説とが対立していたが、現在は両者の複雑な相互作用によるものと説明している。ジェンセンは、遺伝的な特性の発現に環境が閾値要因としてはたらくと考えた。ある特性は環境条件が十分に整っていなくても現れるが、別の特性は環境条件がよほどよくなければ現れない。図3-1は、その様子を示したものである。身長のような特性Aは、どのような環境条件であっても素質はほぼ完全に表出するが、絶対音感や外国語の音韻弁別のような特性Dは、きわめて最適な環境条件のもとで特別な訓練を受けないと現れない。また、知能検査の成績のような特性Bは環境条件の中程度のところが閾値であり、学業成績のような特性Cは環境条件の影響がかなり強いことがわかる。

2節　発達の理論

1　フロイトの発達理論

　フロイトは、人間の根源的な原動力を本能としての性的衝動（リビドー）と捉え、このエネルギーの充足と抑制が人間の発達に大きくかかわると考えた。性的衝動は年齢とともに発現する部位が異なり、それぞれ口唇期、肛門期、男根期

（エディプス期），潜伏期，性器期の5つの発達段階に分かれる。

a 口唇期（0歳～1歳半ころ） 乳児は，吸乳によって口唇の快感を体験する。この時期に，母親との好ましい交流によって口唇の快感を十分に味わった子どもは，母親に対する信頼感を形成し，安定した発達をとげていく。

b 肛門期（1歳～3, 4歳ころ） この時期の子どもは，排泄を我慢してため込む充実感，放出する開放感といった肛門や尿道の快感を楽しむ。またこの時期は，排泄のしつけが行われる時期でもあり，子どもは排泄をとおして自分をコントロールすることを学ぶ。排泄のしつけに手間取ると，几帳面，しまりや，頑固などの性格，しつけが早すぎたり厳しすぎたりすると，反抗的，意地っ張り，衝動的などの性格，しつけが適切であれば自律的な性格が形成される。

c 男根期（3, 4歳～6, 7歳ころ） 子どもは男女の違いに気づき，自分の性器に関心をもったり，ときには幼児自慰にはしることもある。このころから異性の親に対する性愛的愛着が芽生え，同性の親に対してライバル意識や嫉妬を抱くようになる。とくに男子の場合をエディプス・コンプレックスとよんでいる。男子が父親に対して敵意をもつことには罪悪感を伴い，不安や恐怖を抱かせるようになる。その結果，男子はエディプス願望を抑圧し，母親に愛されるために母親が愛している父親をモデルとするようになり，男らしさを身につけていく。

d 潜伏期（6, 7歳～12, 13歳ころ） 潜伏期は児童期に相当する時期である。男根期に抑圧された性衝動が一時潜伏し，子どもの関心は運動，遊び，勉学といった非性的な活動へ向かっていく穏やかな時期である。

e 性器期（12, 13歳～） 潜伏していた性衝動が，身体の成熟とともに再

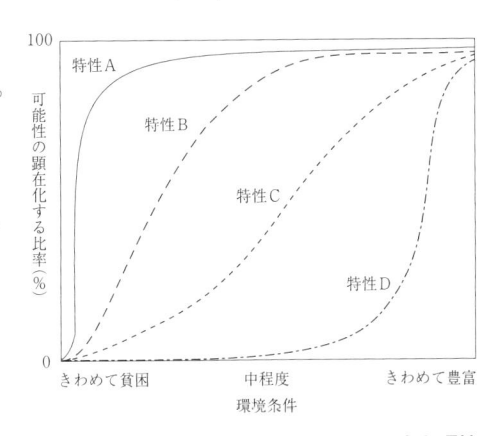

図3-1 遺伝的可能性が顕在化する程度と環境条件との関係（ジェンセンによる）

び表面化する時期である。これまでの性的衝動は，どちらかといえば自己愛的なものであったが，性器期の欲求は他者（同性，異性）との一体化をめざすものである。精神的にも身体的にも互いに満たされることを求める。そのため，青年は他者の目を強く意識し，他者との関係のなかで自己を評価したり，主体的に自己を形成していくようになる。

2 エリクソンの発達理論

エリクソンは，発達を社会とのかかわりのなかで捉え，人間の生涯を8つの発達段階に分けている。それぞれの発達段階には特有の課題があり，個々の課題を解決し心理社会的危機を乗り越えることで，より高次の発達段階へ進むことができる。各課題は適応的解決と不適応的解決との対立の形で示されている。

a 乳児期：「**基本的信頼 対 不信**」　子どもは母親との相互作用によって，他者をあたたかく信頼できる存在と感じる基本的信頼感を獲得する。

b 幼児期：「**自律性 対 恥・疑惑**」　排泄の訓練，しつけによって自分の行動をコントロールすることを学習し，自律性を獲得する。これに失敗すると，自分は未熟で恥ずかしいという感覚や自己価値への疑惑が生じる。

c 児童前期：「**積極性 対 罪悪感**」　子どもの活動性が増すとともに，遊びのなかで自己主張したり，好奇心をもって自主的，積極的に行動するようになる。積極性は探索や達成することが楽しいという感覚を生み，現実的な野心や孤立心の基礎を形成する。これに失敗すると，好奇心をもつこと自体を悪いことと感じ，罪悪感や不安感をもつようになる。

d 児童後期：「**勤勉性 対 劣等感**」　忍耐強い取り組みによって物事を完成させる喜びを知り，勤勉性を獲得する。反対に，うまく達成できなかったり，他者に認められないと劣等感を抱くようになる。

e 青年期：「**自我同一性 対 自我同一性拡散**」　青年期は，自分とは何者なのか，将来どのようになるのかを模索する時期である。自我同一性が獲得された状態とは，この自分こそが本当の自分であると実感する状態である。他方，自分がつかめず，自分がないように感じる状態が自我同一性の拡散である。

f 成人前期：「**親密性 対 孤立感**」　社会のなかで多くの人間関係をもつことで，他者との親密感や連帯感を形成する。とくに異性との親密性は結婚と自

分の家族をつくることにつながる。しかし，形式的な人間関係にとどまると孤立感を味わうことになる。

　g　成人中期：「生殖性 対 停滞」　社会のなかに自分の居場所を得て，次世代の育成に関心をもち，子どもを産み育てることを希求するようになる。これが生殖性である。生殖性の失敗は，人間関係の貧困化と自分本位の態度を導いてしまう。

　h　成人後期：「統合性 対 絶望感」　統合性とは，自分の人生を振り返り，よいことも悪いこともすべて統合して受け入れることである。受け入れられないと深い絶望感に襲われる。

3　ピアジェの発達理論

　ピアジェは，人間の発達をシェマの同化と調節によって説明している。シェマとは個体がもっている一般的な認知の枠組みのことであり，外界のデータを処理するプログラムのような役割を果たすものである。このプログラムがうまくはたらいているときに，データは同化とよばれる過程によって取り込まれる。しかし，データをうまく取り込めない，つまり同化できないときには，プログラムであるシェマ自体の修正が必要になる。これが調節のはたらきである。

　ピアジェは，認知発達を感覚運動期，前操作期，具体的操作期，形式的操作期の4段階に分けて説明している。

　a　感覚運動期（0歳〜2歳）　生まれてから2歳ころまでの時期を感覚運動期という。この時期の特徴は，感覚と運動が表象（イメージ）や言語に介されず直接結びついていることである。1カ月ころまでの乳児は，生れながらにもつ反射行動によって環境にはたらきかけるだけであるが，しだいに適応的行動を獲得し表象作用も出現する。表象の発達を考えるうえで重要なのは対象の永続性，つまり対象物がその場に見えなくてもつねに存在し続けていることへの理解である。対象の永続性が成立するのは，おおよそ1歳ころである。

　b　前操作期（2歳〜7，8歳）　前操作期の特徴のひとつは，思考が知覚に支配されていることである。子どもは直観的に判断してしまうため，見た目の特徴に左右されてしまう。図3-2は，保存の実験例である。同じ大きさのコップに入った液体の一方を細長いコップに移すと，液体の量が違って見え

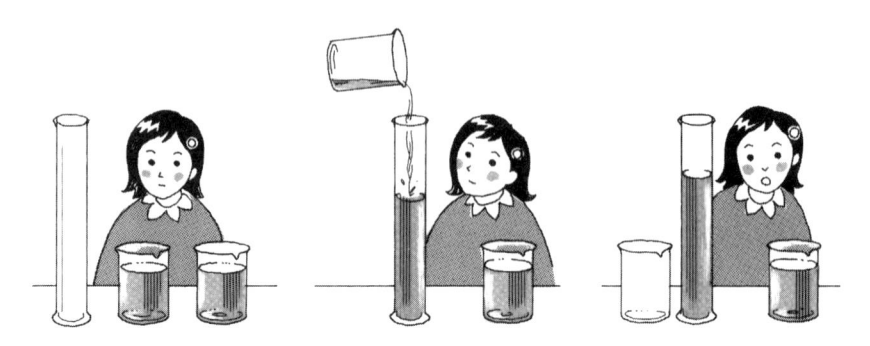

図3-2　液量の保存（ピアジェによる）

しまう。保存とは，見かけの特徴を変化させても重さや量などの本質的な特徴は変化しないということである。

　思考が見え方に依存していることは，自分自身の限られた視点からしか物事を判断できないということである。これを自己中心性という。図3-3は，有名な「3つ山の問題」である。自分の位置から見た山の形は，反対側から見るとどのような形になるだろうかを尋ねる問題である。

　c　**具体的操作期（7, 8歳～11, 12歳）**　この時期になると，子どもは事象の見え方に惑わされず，頭のなかで論理的に考えることができるようになる。保存の問題でも，「元に戻せば同じ」（可逆性），「こっちは長いけど細い」（相補性），「何も加えたり減らしたりしていない」（同一性）などという理由を述べて，脱中心化のはたらきが起こる。具体的操作期では，それまで個々バラバラに構造化されていた心的活動が，ひとつのまとまった体系に組織化されるようになる。このような現象を操作とよんでいる。

　d　**形式的操作期（11, 12歳～）**
　具体的操作期の子どもは，実際に経験したり具体的に確かめられる出来事をとおして理解している。ところが，形式的操作期になると，具体

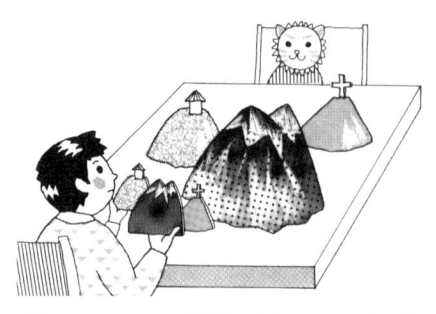

図3-3　3つ山の問題（ピアジェによる）

表3-3 アタッチメントの発達段階

段階		年齢	特徴
第1段階	人物の弁別をともなわない定位と発信	誕生〜12週	主たる養育者以外の対象に対しても，追視，リーチング，微笑，泣き，発声などによって，広く愛着行動を向ける。
第2段階	1人または数人の弁別された人物に対する定位と発信	12週〜6カ月	愛着行動を向ける対象が1人または数人に絞り込まれ，その対象との間で，親密な相互交渉が展開する。
第3段階	発信ならびに動作の手段による弁別された人物への接近の維持	6カ月〜2,3歳	特定の対象に対する選好が強まり，「人見知り」が顕在化する。移動が可能となり，愛着行動のレパートリーは多様化する。
第4段階	目標修正的協調関係の形成	2,3歳〜	愛着対象の内在化したイメージ，モデルを拠り所として，他者と幅広く相互交渉できる。愛着対象の感情や意図を敏感に察知し，愛着対象と協調的な相互交渉をもつことができる。

的な対象から離れて抽象的な思考ができるようになる。比例概念，関連要因の発見，組み合わせ思考などが可能になり，「もし〜だとすれば〜になるはずだ」という論理の進め方ができるのである。

3節 発達の諸相

1 アタッチメントの発達

　ボウルビィは，母子関係の起源が生得的な反応傾向であると考え，アタッチメント（愛着）の概念を提唱した。アタッチメントとは，危機的な状況や潜在的な危機に備えて特定の対象との近接を求め，維持しようとする一連の行動のことである。アタッチメントには，表3-3のような4つの発達段階が存在する。これによると，アタッチメントの発達は，近接が行動レベルから表象レベルへと徐々に移行していく過程であり，他者との近接を維持するということは，特定の他者との間に信頼関係を築き安心感をもち続けることも意味している。

　したがって，アタッチメントは，親の存在が絶対的である乳幼児期や児童期だけでなく，自律性を獲得した後にも形を変えながら生涯にわたり機能するものであるということができる。

子どもは年齢とともに，それまでのアタッチメント対象との具体的な経験をとおして，アタッチメント対象と自己に関する内的作業モデルを形成していく。ボウルビィによると，内的作業モデルは乳児期から青年期にいたる発達過程で形成されるが，年齢とともにモデルは安定性を増し反対に可塑性を減じていくという。人間は，形成された内的作業モデルにもとづいて対人的情報を認知，評価し，さらに未来の予測や行動のプランニングを行うのである。内的作業モデルは母子関係のような特定の関係性ばかりでなく，新しい対人関係にも適用されるようになる。

アタッチメントには個人差がみられる。エインズワースは，子どもと母親との分離，再会など8つの実験室エピソードからなるストレンジ・シチュエーション法を用いて，アタッチメントの個人差を組織的に検討している。その結果，次のような3群の存在を明らかにした。

A群（不安定－回避型） 母親との分離時にはほとんど泣かない。再会時には母親を避けたり，顔をそむけたりする。抱かれても抱きつかない。

B群（安定型） 分離時には多少の不安を示す。再会時には積極的に身体接触を求める。母親を安全基地として利用する。

C群（不安定－アンビバレント型） 分離時に強い不安を示す。再会時には身体接触を強く求める一方，怒りも示し，母親にアンビバレントな感情をもつ。

アタッチメントの質や個人差を規定する最も重要な要因は，子どもに対する養育者のかかわり方である。とくに母親が子どもから発せられるシグナルをどのくらい敏感に察知し，どのくらい的確に応答するのかが影響している。

2　ことばの発達

ことばには，伝達機能，思考機能，行動調節機能の3種の機能がある。伝達機能は，自分の考えや感情をことばによって表現し他者に伝えるはたらきである。思考機能は，ことばが物事を考える際の道具となるはたらきである。子どもは，よくぶつぶつ独り言を言いながら絵を描いたり遊んだりするが，ことばは年齢とともに内言化される。行動調節機能とは，たとえばかけ声をかけて自分を奮い立たせる場合のようなはたらきである。

a　乳児期　生後間もない乳児の発声は泣き声（叫喚音声）が中心である。

表3-4 乳児期の発声

時　期	名　称	説　明	状　況
生後1カ月まで	叫喚音	一本調子の叫び声	不快なとき
生後1カ月ころ	非叫喚音	あいまいな発声	機嫌のよいとき
生後5〜6カ月ころ	喃語	声反復発声	母親といるとき
生後10カ月ころ	音声模倣	イントネーションの模倣	周囲の声を聞いて
生後12カ月ころ	初語	意味のあることば	

　1カ月を過ぎるころになると，快適な状態のときにリラックスした静かな発声，非叫喚音声がみられるようになる。さらに，5，6カ月ころになると反復喃語が出現する。喃語はコミュニケーションの手段というよりは，乳児がさまざまな発声をして楽しむ構音遊びのようなものである。表3-4は，乳児期の発声をまとめたものである。

　b　幼児期　1歳前後になると，最初のことばである初語が出現する。子どもの初期のことばは，一度にひとつの語だけを発する1語発話である。獲得語数が一定以上（50語くらい）になると，語と語をつなげて文を話せるようになる。最初の語連鎖は2語からなる2語発話であり，2語文ともよばれる。2語文は単なる2語の並列ではなく，そこにはある種の規則性が存在する。

　初期の語彙の増大は大変ゆっくりしていて，山田洋子によると語彙数が3語になるには生後10カ月から1歳までの2カ月，20語になるのはさらに半年を必要とする。しかし，1歳後半になると様相は一変し，語彙数は飛躍的に増大する。この現象を語彙爆発とよぶ。

　c　児童期　小学校に入学するころまでには，産出語彙は約2,500語，理解語彙は6,000〜8,000語となり，基本的な文法規則も獲得される。さらに文の中に文がある「埋め込み文」（「昨日友だちが貸してくれたゲームはとてもおもしろかった」＝「昨日友だちが（ゲームを）貸してくれた」＋「（ゲームが）とてもおもしろかった」）を理解したり，話し手の視点がかかわる視点動詞（あげる／くれる／もらう，など）の使い分けができるようになる。また，因果や時間についての理解もすすみ，「〜だから」「〜したときに」などのことばも使用するようになる。

4節　発達段階の特徴

　人間の発達は連続した過程であるが，一生をいくつかの発達段階に分けて捉えると理解しやすい。ここでは発達の諸側面のなかから，これまでに触れられなかったいくつかの特徴について概観しよう。

1　乳児期

　誕生したばかりの新生児は，1日の大部分を眠って過ごしている。外に現れる行動は原始反射といわれるものが中心だが，全体運動が分化していくのに合わせて徐々に消失していく。生後2，3カ月が過ぎると，乳児は人の顔をじっと見ながらほほえむようになる。これを社会的微笑とよんでいるが，最近の研究では人の微笑の表情に微笑反応が多く生じることがわかってきた。

　乳児期ほど著しく発達する時期はみられない。わずか1年から1年半の間に，歩くこと，ことばを話すことができるようになる。また，安定した母子関係は子どもの人格形成にきわめて重要である。ハーロウによる子ザルを対象にした実験は，スキンシップの大切さを強調するものである。子ザルは，温かい接触感をもつ布製の母親人形を，冷たい接触感の針金製のそれよりも好んだ。母親の胸に抱かれた乳児は快の感情に満足し，心理的な安定を築いていくのである。

2　幼児期

　幼児の世界は遊びが中心である。家庭が生活の大部分だった乳児期と比べ，生活空間が広がっていく。種々の基本的生活習慣が獲得され，独立心や自律心も発達する。幼児の遊びは対人関係のなかで発達する。一人遊びから平行遊び，協同遊びへと進む。思考の発達にともなって，象徴遊び（ごっこ遊び）も複雑になり，役割を演じることや，ルールを守ることもできる。そこから他者（他我）の存在を知るようになる。

　ことばが発達してくると，「これなに」「どうして」などとさかんに質問する質問期がやってくる。ときには性（自分の出生など）に関する質問も現れる。知識欲求による行動であるが，おとな側の応答の仕方が重要であろう。3，4

歳ころになると,「いや」とか「ぼくがやる」「わたしがやる」などという自己主張が現れ,親の意図と衝突する。第一反抗期とよばれる現象である。子どもの心のなかに自我が芽生えてきたのであり,健康な発達過程と考えられる。

3 児童期

児童期は小学校時代である。この時期の身体的発達は,幼児期の比べると穏やかである。伸長期から充実期へ移行するからである。筋肉が発達し運動能力も向上してくるが,一方で時代の移り変わりとともに身体的発達や性的成熟が促進されている。発達加速現象である。児童期が短縮され,青年期が早期に始まっているのではないかとの指摘が多い。

学校は学習の場であるとともに,親しい友だちをつくる場でもある。小学校に入ると,子どもを取り巻く人間関係は大きく変化する。家庭生活から学校生活へ移行することで,新たに学校の友だちや先生との関係が加わる。一緒にいて楽しい人,自分の考え方や感じ方に類似した人が集まってグループをつくり始める。グループに所属することで「仲間」という意識が生まれ,同じような遊びをしたり,主張の対立でけんかをしたりしながら,安心感と結束力のある仲良し関係が形成される。これが,ギャング・エイジとよばれる集団である。

4 青年期

青年期は,児童と成人との間に位置し,中学校入学前後から社会人として巣立つまでを指している。子どもからおとなへの移行期にあたるため,「子どもであり,おとなでもある」「子どもではなく,おとなでもない」という不安定な状態である。レヴィンは,青年を「中間人(周辺人)」とよんだ。

青年期は,乳児期を除くと最もめざましく発達する。生物学的に発達の頂点にあるといってよい。性的成熟を包含した身体的発達は急速に進行する。第二次性徴の出現は,子どもが青年期に突入したという重要な信号である。性役割を獲得していくことも青年が果たすべき課題である。性役割とは,親や社会から期待された役割行動を指している。多くは親のしつけや社会の慣習などをとおして身につけていくものである。青年は自分と異性との性役割を学び,互いに相手の立場を尊重していかなければならない。

青年期は精神生活の始まりである。ルソーが青年を「第二の誕生」とよんだのは，自我の確立へ向けて生まれ変わるという意味である。青年の心は疾風怒濤といわれるようにきわめて不安定である。第二反抗期は，親に対してだけでなく，社会的な権威，伝統，慣習，社会的干渉などにことごとく抵抗する現象である。反抗を繰り返しながら，自分の道をさがし，自分というものを確立していくのである。

5　成人期

青年期が終わると，およそ65歳ころまでが成人期である。成人期は人生のなかで最も充実した時期といえる。社会へ巣立つ多くの若者は職業を選択し，職業社会のなかで自分の可能性を発揮しようとする。また結婚して家庭を築き，家族とのコミュニケーションをとおして生活が拡大され，責任と自信にあふれた生活を送る人が多くなる。

成人後期は，職業生活が最高のレベルに達する時期であるが，同時に心理的な危機を迎える時期でもある。わが子の独立や自分の定年退職などが現実のものとなる。家族のために懸命に生きてきた人がふと振り返ると，若さを失った自分，生きがいを手放した自分を見出し，やり場のない無力感や不安感に襲われてしまう。これが，エリクソンのいう「空っぽの巣」の危機である。

6　老年期

わが国は世界有数の長寿国になり，老年期を対象とした研究がクローズアップされている。老年期が何歳から始まるかを決めるのは，非常に難しい問題である。同じ年齢でも若々しい人もいれば，老化の目立つ人もいるからである。加齢（エイジング）による変化は個人差が大きい。

老いの意識は自分の内的要因が大部分を占めている。身体が思うように動かない，疲労しやすい，疲労の回復が遅い，物覚えが悪くなった，病気がちになったなどがそれである。これに対して，近親の死や病気，老人といわれたなどの外的要因はずっと少ない。老いは誰にとっても未知の体験であるが，外見的な判断での老人扱いは，その人の心理的な老いとは必ずしも一致していないのである。

第4章
心の個性と深層

　私たちはそれぞれ人とは異なるその人らしさをもっている。こうした「その人らしさ」は一般的には個性とよばれる。では，私たちは何を基準にして人の個性を見分けるのだろうか。個性を理解するには何を手がかりとするのだろうか。また，「これが自分の個性だ」ということを，私たちはきちんと意識できているのだろうか。本章ではこうした疑問について，「知能」，「パーソナリティ」，「無意識」といったことに触れながら考えていく。

1節 「その人らしさ」をどう捉えるか

1　個性の研究

　あなたが,「自分のことについて話してください」と人から求められたとき, どのようなことを思い浮かべるだろうか。自分の氏名, 年齢, 性別, 職業, 出身地, 趣味, 特技, 性格など, 身体的, 社会的特徴から心理的特徴に至るまで, さまざまなことが頭に浮かぶだろう。それらはすべて, あなたを形づくっているものであり,「あなたらしさ」を生みだす事柄である。世の中に自分と似た人はいても, まったく自分と同じ人はおらず, 人は誰でも他者と違った個人差, すなわち個性をもっている。

　科学的心理学の祖であるドイツのヴントは, 主に感覚や知覚の問題を扱ったが, これらの研究はどちらかというと私たちに共通して認められる心の法則性を追究するものであった。このような共通する法則性からはずれるものは, 測定上の誤差として扱われた。一方で, この誤差に注目したのがアメリカの心理学者キャッテルである。彼は, この誤差をその人の特徴をあらわすものとして注目し, イギリスの人類学者ゴルトンの後を継いで「メンタルテスト（心理検査）」の実施を試みた。これは現在の心理検査とはかけはなれたものであったが, このときに心理学で初めてテストという言葉が使われた。これ以降, 個性の研究は, 主にアメリカで盛んに行われるようになった。

2　個性を見極める基準

　私たちがある人を見て,「この人は個性的だ」と思うときがある。そのときの判断は,「めったにいない人」ということを意味するもので, ある基準があってそこからの隔たりを認めて「個性的」という判断がなされると考えられる。もしそのような隔たりが認められなければ,「よくいる平凡な人」と考えるであろう。個性を判断する際の基準はさまざまであるが, 以下にその代表的ないくつかについて述べる。

　a　統計的基準　ある集団の中で平均に近いか, そこからの隔たりが大きいかをもとに判断する基準。たとえば, 同学年の1000名以上の集団に対して同一問

題の数学の学力試験を行った成績を，横軸を点数，縦軸を得点者の人数でグラフにあらわすと，平均点付近の点数が最も人数が多く，そこを頂点にした左右対称で釣鐘型の正規分布（図4-1）が描かれる。その際，中央の平均近くに位置づけられ

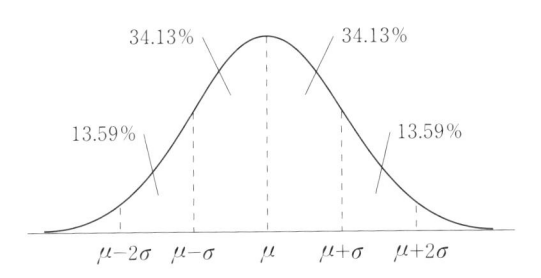

図4-1　正規分布における平均（μ）と標準偏差（σ）の関係

る部分を標準の基準とみなせば，分布の両端は数学が得意・不得意という個性をあらわすことになる。このように統計的基準とは，多くの標本（サンプル）のデータを取り，そのデータの平均と平均からの散らばり具合（分散や標準偏差）をもとに判断する基準である。ある年齢集団に知能検査を実施して知能指数（IQ：Intelligence Quotient）を算出すると，こうした正規分布をとることが知られている。

　b　発達的基準　人の発達過程で，ある時期になるとあらわれるさまざまな機能・行動などをもとに判断する基準。たとえば，多くの子どもは生後1年ほどで歩行を開始するし，3〜4歳ころには必要最低限のコミュニケーションがとれる言語能力を獲得する。その発達が早ければ個性として早熟とみなされるし，遅ければ障害を疑うことにもなるであろう。このように発達的基準とは，主に乳幼児期から青年期に向かう発達の過程において，ある機能や行動がどの時期にみられるかを基準とするものである。

　c　病理的基準　病理学にもとづく医学的診断により，健康状態にあるか疾病状態にあるかをもとに判断する基準。たとえば，統合失調症の幻聴や妄想，感情鈍麻などの症状により，社会生活を送ることに支障をきたしているといったことがこれにあたる。このように病理的基準とは，その人の行動などが病気による影響を受けて，他者と違っているかどうかを基準とするものである。

　d　価値的基準　判断のための理念体系にもとづく規範の許容範囲内に収まっているか，それから逸脱しているかをもとに判断する基準。たとえば，あるファッションが流行している時期には，そのファッションを身にまとってい

る人が標準となり，そのファッションから逸脱している人は個性的となる。この基準は文化や社会，あるいは時代によって変化することがあり，絶対的なものではない。

このように個性を判断するにはさまざまな基準があるが，あるひとつの基準にもとづけばよいというものではない。たとえば，知能指数が極端に高い場合と低い場合（統計的基準）を考えてみると，高ければ年齢に比較して発達が進んでいる，低ければ発達が遅れているという判断（発達的基準）が含まれる。また，知能発達に遅れが認められても知能指数には反映されない能力，たとえば芸術的な能力を伴い，それに社会的に価値が認められるならば（価値的基準），遅れを憂うのではなく，その人固有の個性として評価されることになるであろう。すなわち，個性を判断する際には複数の基準を組み合わせて考える多元的な視点をもつことが必要となる。

2節　知　能

1　知能とは何か

心の個性を理解するときの手がかりのひとつが知能である。心理学において，知能はさまざまな観点から多様な定義がなされてきた。これまでに示された知能の定義は，以下の4つにまとめることができる。

(1)　抽象的な思考能力：物事を判断，推理，洞察する高次の能力のこと。
(2)　学習能力：経験によってみずからの行動を変化させる能力のこと。
(3)　環境への適応能力：新しい環境におかれたときや，課題解決場面に接したときの対応能力のこと。
(4)　知能検査で測られる能力：これは，知能の定義が多様で定めにくいならば，知能検査で測られた能力を知能とみなしてしまおうとする考え方である。「操作的定義」ともよばれる。

こうした多様な定義を踏まえて，アメリカの心理学者ウェクスラーは，知能を「目的的に行動し，合理的に思考し，環境を効果的に処理する個人の総合的または全体的能力」とまとめており，これが現在の心理学において広く受け入れられている代表的な定義とされている。

図 4-2　2因子説　　　　図 4-3　多因子説

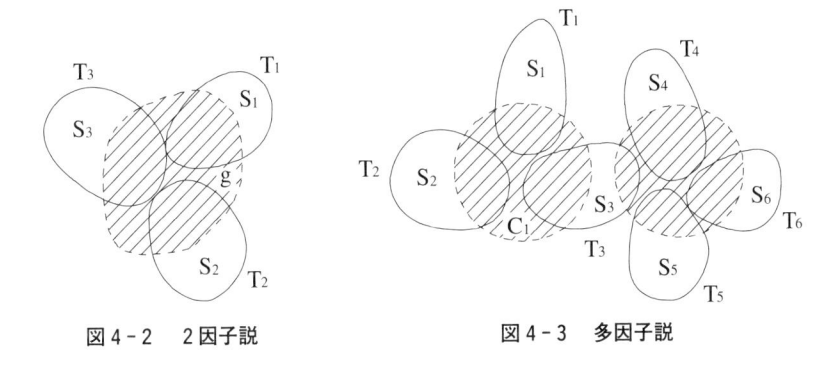

2　知能の構造

　知能の定義が多岐にわたるのと同様に，知能の構造についても諸説がある。知能の構造を説明するときは，その構成要素を因子（まとまり）で説明したり，階層的（入れ子）構造で説明したりする。

　a　2因子説　知能を因子で説明する先駆的なものは，イギリスの心理学者スピアマンによる2因子説である（図4-2）。これは，知能が知的活動全般にわたって共通してかかわりのある一般因子（g因子）と，それぞれの知的活動に特有な特殊因子（s因子）から成り立つという捉え方である。いわゆる「頭のよさ」はg因子のはたらきによるものとされ，s因子は，たとえば国語や数学，美術や音楽など個々の科目について発揮されるものである。この説によれば，g因子といずれのs因子が優勢かによってその人の知的な個性が規定されると考えられる。

　b　多因子説　アメリカの心理学者サーストンは多因子説を唱えた（図4-3）。これは，知能に一般因子を仮定せず，7個の基本的精神能力とそれらのいくつかに共通する因子の存在を仮定するものである。多くの知的作業課題の成績を因子分析法という統計的手法によって分析し，基本的精神能力として，S（空間把握），N（数量理解），M（記憶），V（言語理解），W（ことばの流暢さ），P（知覚判断の速さ），R（推理）の各因子を抽出している。この説によれば，その人の知的な個性はどの因子が優勢かによって規定されると考えられる。

　c　知能構造モデル　知能を階層的構造によって説明するものには，アメリ

カの心理学者ギルフォードによる知能構造モデルがある。これは知能を，①知的操作（情報を処理するための知的なはたらきとは何か，ということ），②種類（知的なはたらきはどのような種類の情報を素材として処理するのか，ということ），③所産（知的なはたらきの結果として見出されるものは何か，ということ）という3つの観点から捉え，知能の全体像を立方体のモデルであらわすもので，120の知的能力を仮定している（図4-4）。

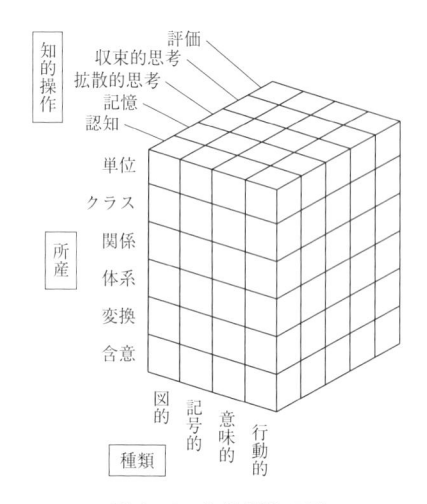

図4-4 知能構造モデル

またギルフォードは，いろいろな可能性から多くの回答を導き出す能力として拡散的思考を取り上げている。これは，新しく価値のあるものを生み出す創造性と密接にかかわる。それに対するのが特定の正解を導き出す能力としての収束的思考であり，知能検査では主にこの能力が試される。創造性と知能との間には，創造性に富む人は知能指数もある程度高いが，知能指数が高い人が創造性に富むとは限らないという関係があるといわれている。

3節　パーソナリティ

1　パーソナリティとは何か

さまざまな状況で，人はいろいろなふるまいをする。しかし，よく観察してみると，ある人のふるまい方は，さまざまな状況を通してある程度の一貫した傾向を示すことがわかる。このようなその人に内在する一貫した考え方や行動の傾向を，パーソナリティとよんでいる。パーソナリティは個性を反映する代表的なものである。アメリカの心理学者オルポートは，パーソナリティを「個人の内にあって，その個人に特徴的な行動や思考を決定する精神身体的体系の力動的組織」であると定義している。

体格	気質	気質の特徴		
肥満型	躁うつ気質	基本的特徴	軽躁性	抑うつ性
		社交的 親切 友情に厚い 温かみがある	明朗, 活発 ユーモアがある 激しやすい	静か 落ち着いている 丁重, 柔和
細長型	分裂気質	基本的特徴	敏感性	鈍感性
		非社交的 静か, 用心深い きまじめ 変わっている	敏感, 臆病 恥ずかしがり屋 神経質, 興奮しやすい 自然や書籍に親しむ	鈍感, 従順 お人好し 温和, 無関心
筋骨型	粘着気質	基本的特徴	粘着性	爆発性
		硬い 几帳面 物事に熱中する 秩序を好む	丁寧すぎるほど丁寧 いんぎん まわりくどい	興奮すると夢中になる 激しやすい

図4-5　クレッチマーの類型論

　パーソナリティ (personality) の訳語は人格であり，このほかに，性格 (character) ということばもよく使われる。パーソナリティは人が後天的に身につけた能力や社会的役割によって変化しやすい能力を強調するのに対して，性格は人の変わりにくい固定的な側面を強調する。また，気質 (temperament) ということばも使われることがあるが，これは感情面の特徴を指しており，生得的に規定されるものと考えられている。このように，心理学におけるそれぞれのことばの意味は厳密には異なるのだが，区別されずに用いられることも多いので，ここではこれらの用語を包括した概念として「パーソナリティ」という用語を使うこととする。

　一人ひとり異なるパーソナリティを捉えるには，類型論と特性論という2つの考え方がある。以下に，それぞれの特徴および代表的な理論を紹介する。

2　パーソナリティの類型論

　類型論とは，パーソナリティを何らかの基準にもとづいたいくつかのタイプに分類して捉えるという考え方である。類型論の立場をとるパーソナリティの

理論には，その基準を身体的な特徴に求めるものと，心理的な特徴に求めるものとがある。

　a　**クレッチマーの類型論**　ドイツの精神医学者クレッチマーは，人の体格に注目してパーソナリティを分類した。彼は精神科医としての臨床経験から，肥満型に躁うつ病が，細長型に統合失調症が，筋骨型にてんかんが多いことを統計的資料にもとづいて明らかにした。さらに，それを病前のパーソナリティとも関連するとして，肥満型を躁うつ気質，細長型を分裂気質，筋骨型を粘着気質とよび，それぞれのパーソナリティ特徴を示した（図4-5）。

　この体格と気質の関係を示したものには，アメリカの心理学者シェルドンによる大学生を対象とした体格測定の統計的分析にもとづいた類型論があり，クレッチマーの類型論ときわめてよく似た結果を示している。しかし，これらの体格にもとづく類型論は現在ではあてはまらないことも多いとの指摘があり，実際に用いられることは少ない。

　b　**ユングの類型論**　スイスの心理学者ユングは，その人の興味や関心が自分の外に向かうのか，内に向かうのかという心理的な特徴によって，それぞれパーソナリティを外向型と内向型に分類した。外向型は，感情表出が活発で多くのことに興味をもち，交友関係も広いという特徴を示す。一方，内向型は，自分の主観的世界に興味があり，控え目で粘り強く物事に取り組み，特定の人との交友関係を好むという特徴を示す。さらに，ユングは人の心的機能として「思考－感情」，「感覚－直観」という2つの軸を仮定し，これと外向型・内向型を組み合わせて，8つの類型でパーソナリティの特徴を明らかにしようとした。この場合，思考とは物事を合理的に考えたり判断すること，感情とは物事を好き嫌いで考えたり判断することを意味する。一方，感覚とは物事を見た目の美醜や快適か不快かで考えたり判断すること，直観とは物事を自分のひらめきや勘で考えたり判断することを意味する。

　c　**シュプランガーの類型論**　ドイツの哲学者シュプランガーは，私たちが人生を生きるうえで何に価値をおき，どのような生き方を望むのかといった個人の生活様式の違いにもとづいて，理論型，経済型，審美型，権力型，宗教型，社会型という6つのパーソナリティの類型を考えている（表4-1）。

　こうした類型論は，ある人のパーソナリティの全体像を直観的に理解するに

表4-1 シュプランガーの類型論

理論型	物事を客観的に扱い,真理を追求する人
経済型	お金や財産本位の人で,物事を経済的・功利的な視点からみる人
審美型	芸術的な美に最高の価値をおく人
権力型	他人を支配し,権力を求める政治的な人
宗教型	神への奉仕に価値をおき,宗教的信仰に生きる人
社会型	愛他的に行動し,福祉活動に生きがいを感じる人

はきわめて便利であり有益な見方である。しかし,ある類型に分類されたパーソナリティは変化しないのか,同じ類型に分類された個人間の相違はどう取り扱うのか,といった疑問が指摘されてきた。あるいは,パーソナリティを類型の特徴のみで捉えてしまうことによってそれ以外の特徴に注意が向かなくなってしまうのではないか,といった問題点も指摘されている。

なお,パーソナリティの類型としてABO式の4つの血液型との関連にもとづく「血液型性格学」というものがあるが,現在,この両者の関連性は科学的には証明されていない。

3 パーソナリティの特性論

特性論とは,パーソナリティを複数の特性の組み合わせから捉えるという考え方である。特性とは,「やさしい」,「社交的な」,「まじめな」など,いろいろなパーソナリティの要素を示す特徴のことである。特性論では,パーソナリティをいくつかの特性から成り立つものとして捉え,それらの結びつきの様子(プロフィール)から,個人間のパーソナリティの差異を特性の量的な違いとして説明しようとする。

a　オルポートの特性論　アメリカの心理学者オルポートは,パーソナリティは人によって異なるもので,その人の独自な特徴を反映する個別特性こそを重視すべきであるという考え方に立ちながらも,一方で,たとえば同じ文化圏に属する人にはある程度共通して認められるパーソナリティの特性(共通特性)があり,それを考慮したうえで個人のパーソナリティの特徴を比較することを試みている。そうすることで,同じ複数の特性を用いたプロフィールの違いが,

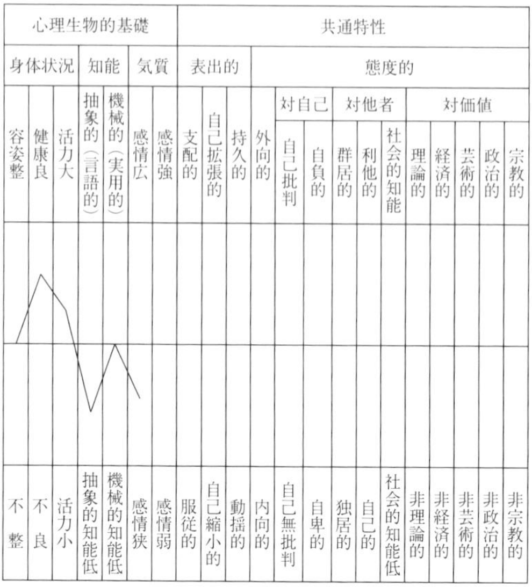

それぞれの人の個性をあらわすことになる。この考え方を背景として，ウェブスターの辞書から特性をあらわすと考えられる1万7953語の言葉を抽出し，類似のものをまとめ，心誌（サイコグラフ）を作成し，その人の特徴をプロフィールであらわした（図4-6）。

図4-6 オルポートの心誌

b キャッテルの特性論

アメリカの心理学者キャッテルは，外部から観察できる人の表面的な行動特徴から記述された多くの特性（表面特性）を因子分析法により整理し，その背後にある12の特性を抽出してこれらを根源特性とよんだ。のちに，これに4つの特性を加え，16の根源特性に整理している。

c アイゼンクの特性論
イギリスの心理学者アイゼンクは，パーソナリティを階層的に捉えた。この階層モデル（図4-7）では，パーソナリティを考えるときに，まず個人の具体的な反応や行動に注目する（特殊反応レベル）。その反応や行動は，その人のおかれている状況の影響を受けるが，なかには類似した場面で繰り返し示される行動があり，それは1つのまとまりとして捉えることができる（習慣反応レベル）。それらがさらに相互に関連し合うような特徴をもっていると，また1つのまとまりとなる（特性レベル）。このようにして相互に関連し合う反応や行動をまとめていくと，最終的にはより大きなまとまりをつくることができる（類型レベル）とし，基本的次元として「内向性－外向性の次元」，「神経症的傾向の次元」，「精神病質の次元」の3つを導き出した。

d 5因子モデル
特性論では，研究者によって示される特性の数や種類が

第4章 心の個性と深層　63

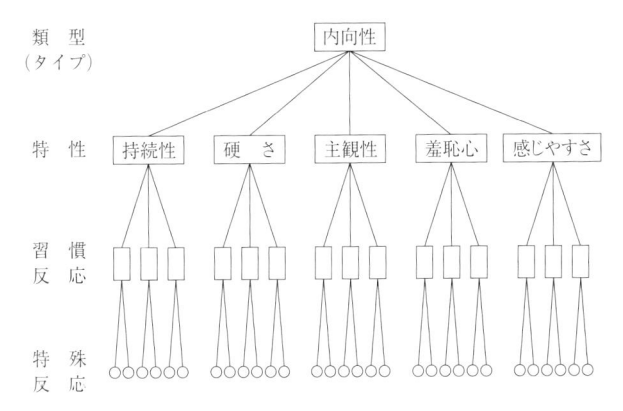

図4-7　アイゼンクの階層モデル

表4-2　5因子モデル

因　子	特　徴
外向性	社交性，積極性，自発性などを示す次元
協調性	温和，協調性，親切さ，愛情深さなどを示す次元
誠実性	責任感，几帳面さ，まじめさなどを示す次元
神経症的傾向	感情の起伏，気分屋などを示す次元
経験への開放性	知的好奇心，幅広い興味などを示す次元

まちまちであり，統一性がないということが問題点として指摘されてきており，普遍的な特性を探索することが課題とされてきた。その課題にひとつの回答を提供するのがパーソナリティを5つの因子によって示そうとする5因子モデル（ビッグ・ファイブ）である。5因子の命名は研究者によって若干異なるものの，示す内容はほぼ同一である。一般的な5因子モデルは，アメリカの心理学者であるコスタとマックレーによる外向性，協調性，誠実性，神経症的傾向，経験への開放性から構成されるものであろう（表4-2）。

　こうした特性論は，個人間のパーソナリティの差異を特性の量的な差異として客観的に把握するにはきわめて有益である。しかし，パーソナリティを個人の特性だけで考えてよいのかという疑問もある。アメリカの心理学者ミッシェルは，パーソナリティはその人がおかれている状況によって左右されるので，状況を切り離して特性だけでパーソナリティを理解することには問題があるの

ではないかと指摘した。これは「状況論」とよばれ，パーソナリティを内的で比較的安定したものと考える伝統的な考え方に反するものであった。これがきっかけとなり，特性と状況がどのように相互作用し合うのかを明らかにする試みや，5因子モデルの文化を超えた安定性やその生物学的基盤を示そうとする試みが生じてきている。

4節 心の深層

1 無意識を仮定した心のモデル

私たちは，ときに自分でも思いもよらぬ失態や言い間違えをしたり，普段は考えつきもしないことを夢にみたりする。そして，なぜそんなことをしたのか見当がつかない場合がある。その意味では，私たちは自分のことをすべて自覚しているとは限らない。そこで，こうした原因を自分でも気づかない心の深層部分に求める考え方がある。その代表的な考え方はオーストリアの神経学者で医師でもあったフロイトによるものである。

フロイトは，臨床医としての神経症患者の治療場面で，その機能的疾患の多くが，患者本人も忘れてしまっている過去の不快な体験の記憶や口に出せなかった葛藤や衝動を想起，言語化させることによって消失することを経験した。このことから彼は，人の心には過去の不快な体験の記憶や葛藤などをおしこめておく（抑圧する）領域があるとして「無意識」を仮定し，心が意識（外界や身体の内部からの情報を受け取る部分），前意識（意識の領域にはないが，知識や記憶などのようにいつでも意識化できる部分），無意識（意識から隔離されている，自分でも気がつかない部分）の3つの領域から構成されると考えた。

のちにフロイトはこれを発展させ，心の発達過程についても言及し，エス，超自我，自我という心の構造を考え，それぞれの動機の相互作用によって私たちの心的活動が行われるという

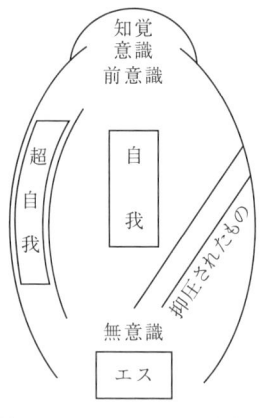

図4-8　フロイトの心的装置

「心的装置」としての心のあり方を示した（図4-8）。
(1) エス：無意識の領域にあり，私たちが生得的にもつ本能的欲求が存在する。衝動や欲動の源泉と考えられている。それは欲求の即時的満足を求める快楽原則にもとづいている。「～したい」という動機が生じる。フロイトは，このなかのとくに性的欲求をリビドーと名づけて，人が生きる原動力として重視した。
(2) 超自我：私たちが主に親からのしつけによって身につけていくもので，自らの理想を求めたり欲求を抑えようとする道徳心や良心のもとになる。「～しなければならない」，「～してはならない」という動機が生じる。意識・無意識の領域にまたがっている。
(3) 自我：主に意識の領域にあり，論理的に思考し，エスや超自我と現実とをうまく調整して適応をはかろうとする現実原則にもとづく。「～しよう」という動機が生じる。

このモデルにしたがえば，思いもよらぬふるまいや考えもしないことを夢にみるのは，普段は無意識に抑圧されているエスが，自我や超自我の力がゆるんだときに，ふと表にあらわれたことと解釈できるであろう。

2　フロイトによるパーソナリティ理論

フロイトによるパーソナリティ理論は，エス，超自我，自我の3つのいずれの影響が強いかによって，その人の個性があらわれると考えるものである。
(1) エスが強い人：現実を検討する力や道徳的な規範が乏しく，自らの快楽のみを求めて周囲が目に入らない状態となりやすく，自己中心的，衝動的，感情的な傾向を示しやすい。
(2) 超自我が強い人：自分の欲求を表現したり現実を検討する力が乏しく，必要以上に道徳や規範に強くしたがって融通のきかない状態となりやすく，抑制的で良心的だが，一方で過度の理想主義的な傾向を示しやすい。
(3) 自我が強い人：現実に適応することのみに力を注いでしまって自分の理想や欲求を満たすことがおき去りにされてしまう状態になりやすく，現実的で理性的だが，その反面，周囲の目を気にしすぎる傾向を示しやすい。

このパーソナリティ理論は類型論的なものだが，各動機の相互作用に焦点を

あてているため,「力動論」とよばれることもある。

　私たちは自分がどのような状態にあるのかを常に自覚しているわけではない。これら3つの力の強弱による人のパーソナリティ特徴の捉え方は，単純ではあるが，人の行動を理解するのに非常に役に立ち，それぞれの状態の人に適切なアドバイスをするときの示唆を与えてくれるものである。

3　自我の防衛機制

　フロイトによれば，自我は，常にエスと超自我の力を受けながらも，私たちを現実の場面でうまく活動できるように心の状態を適応的に調整してくれることになる。一方で，自我は2つの力による葛藤に常にさらされていることになり，調整のための労力によって疲弊してしまうと，心の安定を崩してしまうことになりかねない。そこで，エスと超自我の力を調整し，自我のはたらきを守るためのメカニズムがはたらくと考え，それを自我の防衛機制とよんだ。

　私たちは自分で意識することは少ないが，自我が脅かされるような状態に陥ったときはこのメカニズムを用いて心の安定をはかるのだとされる。しかし，防衛機制に過度に頼りすぎてしまうと，かえって心の不適応状態を招いてしまうことも指摘されている。フロイトの娘であり，イギリスの心理学者アンナ・フロイトは防衛機制の種類を詳細に検討している（第5章参照）。

　フロイトは心の深層を仮定することで精神分析を創始，発展させたが，その考えには批判も多かった。しかし，のちの心理学に与えた影響は大きく，無意識を含めた心の捉え方の先駆的業績として高く評価されている。

第5章
心の適応と障害

　人間がさまざまな環境との関係のなかで適合して生きていくことを適応という。適応は行動であり，この行動を起こさせるものとして欲求がある。
　欲求は，人間を動かし，外界に対して働きかけるのである。したがって，適応を考えるにはこの欲求についての理解が必要となる。また，人間は好き嫌いや怒り，喜びなどを表出する。これを情動といい，適応と密接な関係がある。本章では欲求・情動について適応との関連を理解し，適応機制・障害について学ぶ。

1節　適　応

1　適応と欲求・情動の関係

　人は自分を取り巻く環境のなかで生きていこうとするものである。暑い日，寒い日，大雨の日，高地，海岸，森の中，大勢の人がいるところ，毎日忙しく生活しているところなど，さまざまな環境のなかで生活をしていくのである。人間はこれらの環境に適合しながら生きているが，そこには生きていこうとする力が働いていると考えられ，この力を欲求という。

　環境からの影響を受けながら適合しようとし，かつ，環境に働きかけるこの状態を，適応という。水中にいる場合を考えてみよう。水の中では酸素を取り入れることができないので，我慢している。しかし我慢には限界があり，早く空気のあるところに出て大きく口を開いて酸素を取り入れようとする。これは酸素を取り入れるという生存に必要な欲求である。これは生きる上での基本的欲求であり，生理的欲求である。酸素が取り入れられたという目標達成が行われ，適応できたということになる。

　一方，水の中にどれほどの時間いられるかという競技に参加している場合は，我慢をしようとする欲求は勝ちたい，賞賛を得たい，自分を認めたい，自分に挑戦してみたいなど，生存に直接的にかかわるものではない。このような欲求は心理・社会的なものである。この場合は記録を出し，賞賛を浴びたとき，目標達成ができたことになり，適応できたことになるのである。どちらの場合も欲求があり，目標達成し，適応したことになるのである。このとき，喜びという感情を体験する。

　人は他人への好き嫌いや，怒りや喜び，恐怖などの感情を体験する。感情には怖いものから逃げたり，回避させたりする働きがある。これは人間が生きていく上で重要なものとなる。また，感情には回避させるばかりではなく喜びを起こさせる対象には接近させる働きもある。これらの行動を起こさせる感情は適応に深く関連するのである。

2節 欲求

1 欲求と行動

　人は生存していくためには，さまざまな行動をしなければならない。この行動は意識的である場合も意識的でない場合もある。どちらにしても行動によって生きていくのであり，この行動を起こさせるものを欲求という。行動には目標があり，目標を求めることともいえ，これを動機が生じた状態という。このように，欲求（よい成績が欲しい）を目標（よい成績）に方向づけ，動機が生じた状態（勉強しよう！）にすることを動機づけという。医療において慢性疾患の場合，ときとしてあきらめや治療に対する意欲の低下をきたすことがある。これに対して患者さんの欲求を高め，それを治療に方向づけて，積極的に治療に参加しようという動機，すなわち治療意欲を高める働きを医療者に求められるのである。

　また，目標には，それに近づきたい，獲得したいと感じさせる正の誘発性を持つものと，それから遠ざかりたい，回避したいと感じる負の誘発性を持つものがある。目標における正負の誘発性はどのような価値を見いだすかによって異なっている。

2 欲求の種類

　欲求は人間が生存するために起きるものである。酸素を摂り入れ，水を飲み，そして眠らなければならない。さらには危険物や身体損傷を受けるものから回避する必要がある。このような欲求は生存に必要な欲求といえる。また，成熟に伴って生じる性的欲求は子孫を残すのに必要な欲求である。これら個体保存と種族保存にかかわる欲求は，だれもが生まれながらにして持っている生得的欲求であり，1次的欲求（生理的欲求）といわれる。

　さらに，社会のなかでリーダーになりたい，切手を集めたい，人から褒められたい，自分らしく生きたいなど直接的には生存に関与しない欲求もある。これらは2次的欲求（社会的欲求）とよばれ，私たちが生活していくなかで獲得していく欲求である。社会的欲求は所有，収集，承認，尊敬などで，より高次

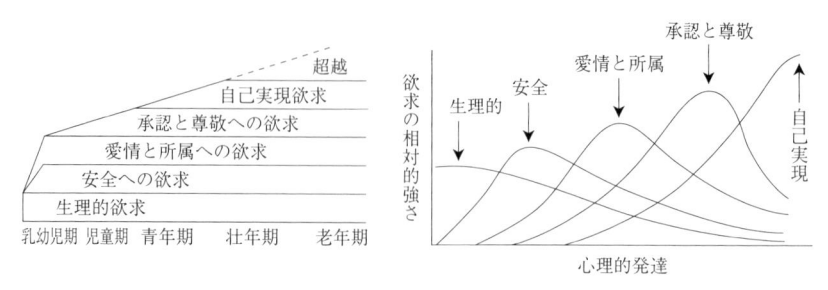

図5-1　マズローの欲求階層

のものと考えられている。特に社会的欲求はその者の所属する文化に規定される。人間はそれぞれの文化のなかで生活しているのである。そのためにはさまざまな人間特有な行動が必要になってくる。これらの行動は，より高度な社会的欲求によって成立している。

3　欲求の階層性

　人間は実にさまざまな欲求をもち，生存を図る欲求や社会的欲求など，いくつかを重複させながら社会生活を営んでいることは先に述べた。これらの欲求を発生的，発達的に捉えて，階層化したのがマズローである（図5-1）。

　最も基本となるのは生理的欲求である。餓えや渇きが満たされていないときは，他の欲求はなかなか発現されない。もちろん，人間はこの限りではなく，理想のために命を投げ出す場合もある。生理的欲求が満足されると，より高次の安全欲求が出現する。餓えや渇きなどの欲求が満足されていると，個体にとって環境が安全である事を望む。乳幼児にとって栄養の確保の段階からベッドは柔らかく，自分を傷つけるものでないことを望み，安全欲求の段階へと進むのである。この欲求はある程度自分で環境をコントロールし，安全を確保しようとする欲求である。安全が確保されると，愛情と所属への欲求段階となる。他者からの愛情を受けようとし，さらには，自分の位置を確保する意味からも所属を欲求するのである。愛情と所属が達成すると，承認，尊敬自己評価の欲求が出て，愛情を受けていることを基礎にして自己を認めてもらう，評価してもらう欲求となるのである。承認・尊敬欲求の次は自己実現欲求となり，自分らしさや，人間としてのあり方を追求するようになる。マズローの欲求階層説は

このように人間の欲求を発達的に，また価値観を踏まえて検討したものである。自己実現の後に超越とあるが，欲求においても人生最後の段階を何事からも超えたものになると考えている。これはエリクソンのいう発達段階説の最終段階である，「統合と絶望」に当たるのであろう（第3章参照）。

3節　情動と適応

1　感情と情動

感情のなかで比較的緩やかに長い期間体験されるものは気分（ムード）といい，急激で短期間表出されるものを情動という。情動には下記のように，
(1) 快情動と不快情動の方向性がある。
(2) 注意の方向づけが生じる。暗い夜道ではちょっとした物音に敏感になったりする。
(3) 自律神経系やホルモンなどの腺反応を媒介して身体的変化を生じたり，他者に対して自身の内的状態を表情や行動面に表出する。
(4) 対象に向かって接近していく，回避したり攻撃したりするなど，行動への方向づけを行う。
(5) 情動が生じるのをおさえつけるのは難しい。
行動を生起させる種々の側面があり，われわれの適応と密接な関連がある。

2　情動の種類

情動には多くの種類があり，その分類方法にも多くのものがある。ここでは，代表的な情動について，欲求と行動との関係に着目してみていくことにする。
(1) 喜び　快の方向にある情動である。欲求が充足されたとき，あるいはそれが予想されたときに生じる。獲得する，近づくなどの行動が生じる。
(2) 怒り　不快の方向にある情動である。動機づけられた行動が，何らかの障害によって阻止されたとき，それは攻撃としてその障害に対して生じる。襲いかかる，攻撃する，吐き出す，排除などの行動が生じる。
(3) 悲しみ　不快の方向にある情動である。動機づけられた行動が，何らかの障害によって阻止されたときや不幸な出来事が生じたとき，その原因が

強大であったり，運命のように変えることが出来ないときに生じる。助けを求める，うずくまるなどの行動が生じる。悲しみが長期間続き，気分がふさぎ込み憂鬱な状態にあるときを抑うつという。

(4) 恐れ　不快の方向にある情動である。不幸な出来事が現実に生じて危機に直面し，自己保全の欲求が阻止されたときに生じるものを恐怖という。危機がまだ生じていなかったり，対象が漠然としたものを不安という。逃げ出す，後ずさりする，避けるなどの行動が生じる。

(5) 愛情　快の方向にある情動である。一緒になる，ひとり占めする，近づく，守るなどの行動が生じる。

(6) 驚き　期待していなかった出来事に関して生じる情動であり，快と不快の両方の方向性がある。立ち止まる，静止するなどの行動が生じる。

4節　フラストレーションと葛藤

1　フラストレーション

欲求は目標達成をめざすものであるが，実際には達成困難な場合もある。砂漠の真ん中で水を飲みたいが手持ちがない場合には，水を飲むという目標達成は困難である。この状態をフラストレーション（欲求不満）という。水が飲めないという生理的なものから，自分らしく生きられないという心理・社会的なものまで，それぞれに応じたフラストレーションが生起する。

2　フラストレーションの原因

フラストレーションの原因には，自分の能力不足や身体的条件によるものなど，個人内に原因がある内的フラストレーションと，勉強したいのに本や教えてくれる外的条件がないなどの個人外に原因のある外的フラストレーションがある。

a　内的フラストレーション

(1) 内的欠乏　欲求はあるが，達成させるための自己内の諸能力が不足している場合。自動車レーサーになりたいが手足が動かないなどは内的欠乏となる。

(2) 内的障壁　目標達成しようとするが，不安が強く落ちついて達成への行

動がとれないなど，自分のなかに達成を妨げる障壁がある場合。希望大学に入ろうと勉強をしようとするが，入れるか入れないかを心配して勉強が手につかない状態は，内的障壁があると考えられる。また，目標設定が高すぎたり，困難な課題であった場合には，課題遂行に飽きてしまい，結果として興味を失い，継続できなくなる。この飽きるという心的飽和も内的障壁となる。

(3) 内的葛藤　目標の選択肢が複数あり，どちらにするか迷い続けるという葛藤を起こし，その結果，達成行動を阻むことになる。これも内的なフラストレーションである。

b　外的フラストレーション

(1) 外的欠乏　欲しいものがなくなってしまってフラストレーションになるのは外的な原因であり，たとえば，有名な美味しいワインを飲みたいと思い立ちお金を用意したが，時既に遅く，このワインは世界中で飲まれてしまい，まったく無い状態になっていた。これは外的欠乏である。愛する人，頼りにする人の突然の喪失は自分のなかではなく，外的な不足・欠乏によって起こるフラストレーションである。

(2) 外的障壁　画家になりたいのに，親が反対して，進めない状態。目標の達成を妨害する障害物や第三者が外にある場合をいう。

3　フラストレーション反応

フラストレーションは人に生理的・心理的に不快な緊張状態を生起させ，さまざまな反応を起こさせる。この反応は緊張状態を解消しようとする働きでもある。フラストレーション反応は図5-2のように，目標への過程から以下のように分類されている。

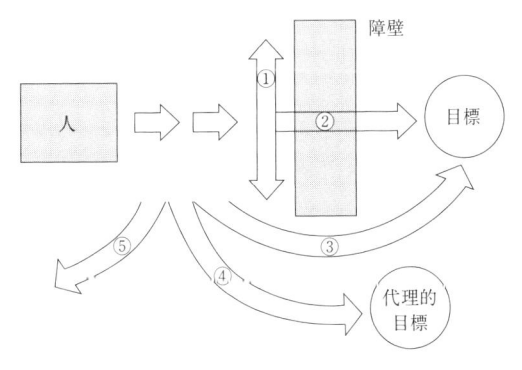

図5-2　フラストレーション反応（村田孝次による）

① **動揺ないし屈従**　フラストレーションに屈従し，目標指向行動をとることができず，まったく無活動になるか，むだな反復動作をする。いずれにしても，障壁を越えようとする意欲は見られず，解決に達する見込みはない。

② **直接的攻撃**　このフラストレーション反応様式では，人は障壁に向かって直接的に破壊的な行動をし，あるいはこれを排除しようとする。この反応様式には，怒りを含んだ障壁への激しい衝動的な攻撃行動が見られる。これは「近道反応」，あるいは「短絡反応」とよばれる。

③ **間接的達成**　このパターンでは，人は障壁を迂回する行動をとる。出先で盗難にあった人が警察で金を借りるとか，事故で電車が不通になったときバスを利用する，などがこれである。

④ **目標の代償**　もともとの目標が達成できないときに，それに代わって求められるものが代償である。1つの目標に対する代償は，一般にいくつもあるが，それらによって代償される程度（代償価）はさまざまである。

⑤ **退避ないし逃避**　自分をその場から遠ざける行動である。この種の行動には，地理的な場所移動のほかに，心理的な場所移動もある。たとえば，上役から受けた侮辱を忘れるために深酒をするなどがある。

4　葛藤（コンフリクト）

私たちは絶えず迷っている。ご飯にしようかパンにするかと。こればかりではなく，医者になろうか役者になろうかなど，欲求や動機が2つ，あるいはそれ以上が拮抗し，どちらを選択したらよいのかわからなくなる。このような状態におちいり，心理的緊張状態が生じることを葛藤（コンフリクト）という。

レヴィンは人間の動機を，目標に近づきたい，すなわち正の誘発性を持つ目標を獲得したいという動機（接近）と，負の誘発性を持つ目標から逃げたい，避けたいという動機（回避）に分けられると考え，この接近と回避の動機の組み合わせで，葛藤3つの基本型に分類できるとした。のちにラザルスは，これに4つめの基本形を加えている（図5-3）。

葛藤の基本型

a　**接近―接近葛藤**　正の誘発性を持つ目標が同時に2つ存在し，いずれか1つを選択しなければならない場合。

接近―接近葛藤　　　　　　　　接近―回避葛藤

回避―回避葛藤　　　　　　　　二重の接近―回避葛藤

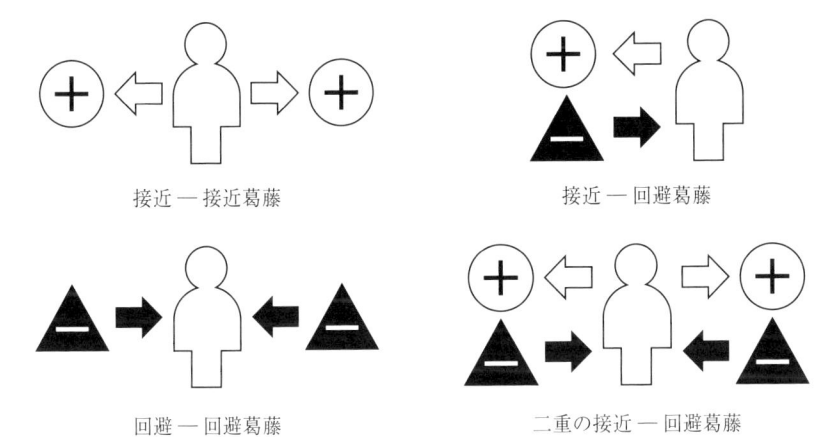

図5-3　葛藤の基本形

　b　**回避―回避葛藤**　負の誘発性を持つ目標が同時に2つ存在し，いずれか1つを選択しなければならない場合。働くのも嫌だがお金がないのもいやだ。どちらも選びたくないが，どちらかを選択しなければならない場合。進むも地獄戻るも地獄は回避―回避の例である。

　c　**接近―回避葛藤**　対象に魅力と嫌悪の両方が存在する場合。これには，目標が正と負の誘発性をあわせ持つ場合（両面価値型），たとえば「くさや」など臭いが強いが美味しいといわれる食べ物に出会って食べてみるか否か迷う場合と，正の誘発性を持つ目標の前に負の誘発性を持つ目標が障壁としてある場合（障壁型），たとえば志望校に入学するためには受験勉強があり避けられない場合などがある。

　d　**二重接近―回避葛藤**　正と負の誘発性がある目標が同時に2つある場合。見た目はいいがやさしくない人と，見た目は悪いがやさしい人のどちらにするかのように，それぞれの目標に接近―回避葛藤がある。

5節　防衛機制

　人間は欲求をもち，そこに情動も付随するが，この欲求によって不安が生じることがある。難関の試験を受験したいという欲求があれば，受からないかも

しれない，難しいかもしれない，自分に能力があるか無いかわからないなどの不安が生じる。また，親は医者になることを望んでいるが本人は役者になりたい欲求がある場合，欲求を満足させようとすれば期待を裏切り，申し訳なさが出てくる。

このようにフラストレーションや葛藤により心理的緊張が生じる。この緊張を抱えて生きていくことは苦しいので，それを解消するためにフラストレーション反応をとる場合がある。それによって緊張が下がりうまく適応できる場合もあるが，むしろ苦悩を深める場合もある。たとえば，強引に目標を獲得したり相手を攻撃すればスッとするが，後に社会的な非難をあびることもあるのでできない。また，いつまでも目標に到達できずにいれば，目標を手に入れることが出来ない自分に直面し，自己の価値を引き下げることになる。そのようなとき，自分でうまく生きていけないのではという不安が生じる。

そこでフロイトは，このような社会的非難を受ける行動や自己の価値を引き下げる危険を避け，その不安を処理し，適応させようとするメカニズムが人間にはあると仮定した。それが防衛機制である。また，フラストレーション反応も，さまざまな防衛機制を伴って現れてくることもある。以下，これらを含めおもな防衛機制を示す。

　a　**抑圧**　強い不安や苦痛，思いを無意識に押さえ込んでしまうこと。意識しない。好きな人がいるが，親友が同じくその人を好きで，自分が告白すれば親友が傷つき裏切ることになると思い，自分の好きな思いを抑えてしまい，好きだと感じていない。

　b　**反動形成**　抑えている欲求や感情が外に現れないように反対の行動をとること。自分ではその人を好きだと思っていないが，なぜかわざわざ悪口を言いに行くことが多い。

　c　**否認**　不安を起こすような出来事や苦痛な現実を認めない。抑圧とは異なり，意識はしているが認めないことをいう。第2次世界大戦後，日本の敗戦を認めなかった人もいた。

　d　**投射**　自分の中にある不都合な情動や欲求を他者の中にあるとしてしまうこと。いやな患者がいて，自分は医療職として患者を嫌ってはいけないと思う時，自分の中の嫌いという思いを患者に映してしまい，自分ではなく相手が

自分を嫌っているとみること。

e 退行 現時点では困難な感情や欲求をより以前の段階に戻して満足を得ること。社会に出て働くが，毎日いやなことが続くと，大人でいることが苦痛になるので，楽しかった子供時代のような気持ちや行動を戻してしまうこと。子供帰り。

f 同一視（同一化） 自分では手に入れることの出来ない特性を自分のものとして取り込むこと。弱い自分に悩む時，強い憧れの人と同じと思い込むこと。出身校の先輩に有名人がいることを自慢する。僕は仮面ライダーだ！となりきっていじめっ子に向かっていくなど。

g 合理化 失敗の原因が自分にあるとき，本当の欲求や情動を示さず，他の理由を言う。好きな人に振られたときに，本当はあまり好きではなかったというように，対象の価値を下げて，手に入らなくてもよかったと正当化することをすっぱいブドウの機制という。反対に，自分の車を追い抜いていく赤いポルシェを見て，自分の車の燃費の良さをほめるなど，自分の持っているものの価値を引き上げるのを甘いレモンの機制という。

h 置き換え 対象に向けられた欲求，情動を他の無害で困難の少ない対象に向ける。本来の敵を攻撃するのは危険なので，弱いものいじめをする。

i 昇華 本能的欲求を文化的・社会的価値ある行動に向けて発散させる。攻撃性を競技の中で，性的欲求を作詞の中で発散させる。

j 取り消し 罪悪感や不安を生む欲求が現れた後，反対の行動をとることにより償い罪悪感から逃れようとする。1万円拾ったので千円募金することにした。

k 知性化 不安を起こす情動，欲求を意識化せず，知的行動で表現して安心しようとする。異性に向き合うのは苦手なので性欲求について研究する。

l 現実への逃避 自信のない問題に直面したとき，他に現実の用事を作り熱心に取り組む。試験が近づくと部屋の掃除を始めるなど。

m 空想への逃避 現実では到達できない目標を空想の中で手に入れる。空想の中で仮面ライダーになっていじめっ子をやっつける。青年期では性的フラストレーションが生じやすいので，性的空想が多いといわれる。

6節　適応と障害

欲求や情動について理解してきたが，フラストレーション反応，コンフリクトなどは結果として適応に失敗する場合も考えられる。また，同じように，フロイトの防衛機制も失敗が想定されるのである。このような場合に不適応となり，かつ社会生活上の困難が生じる。

1　ホメオスタシスの破綻

私たちの体には，外的環境が変化しても体内の生理的環境，すなわち身体内部の状態を一定に保とうとするメカニズム（ホメオスタシス）が存在する。ホメオスタシスが機能していれば健康を維持していけるが，機能不全が起きれば不健康となり，何らかの疾患が生じることがある。これを汎適応症候群という（図5-4）。

ストレスとホメオスタシス：生体に対して外から刺激が加わるとひずみが起き，それに適応しようとする。この外的刺激をストレッサー，それに対する反応をストレスという。ストレッサーに持続的にさらされたとき，以下のような経過をたどる。

①警告期　はじめショックを受けるが，その後ストレッサーに対して抵抗を示す。
②抵抗期　ストレッサーに対する抵抗を続ける時期。
③疲憊期　さらにストレッサーにさらされるとホメオスタシスが機能しなくなり，さまざまな身体的疾患も進行し，死亡にいたる場合も生じる。

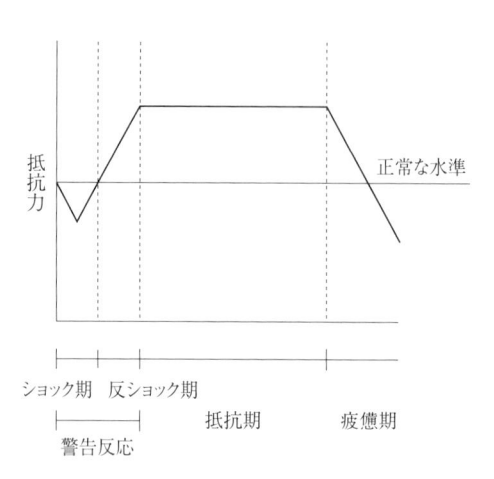

図5-4　汎適応症候群

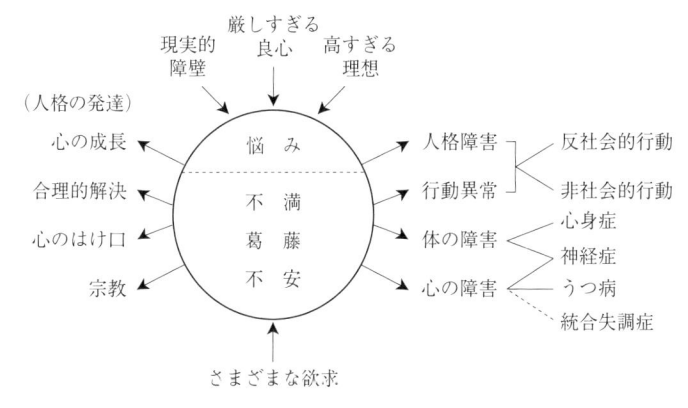

図5-5　悩みの起こり方と結果（前田による）

2　フラストレーション反応の失敗

a　退避および逃避　退避および逃避として飲酒をしていたが，やめられなくなった。アルコール依存症となった例。

b　動揺ないし屈従　音楽コンクールに何度も挑戦したがことごとく落選し，コンクールと聞くだけでその場に座り込んでしまう。よい仕事をして認めてもらおうとしたが，失敗し叱責され，それ以来震えがとまらない。

c　直接的攻撃　子どもがいじわるをされていたのを親にも話して我慢していたが我慢しきれず，声を荒げ抗議し，手を出していくことが増えてしまった。これは殴るという行動が日常化することであり，日常生活への不適応といえる。

3　防衛機制の失敗

　防衛機制は，自我，すなわち自己の心を守るためのものである。すなわち，不安のために身動きがとれなかった心の中の緊張を下げ，自分の動ける隙間を作ってくれるものである。他者から見て解決に導くと思えないものでも，本人にとって意味のある場合もある。試験が近づくと部屋の掃除をする人も，掃除が終わって気分がさわやかになり，勉強に取りかかれればよいのである。しかし，防衛機制の中には現実への適応に結びつかないものもある。また，現実に適応しすぎる（過剰適応）のも不適応である。

　防衛機制の失敗からさまざまな障害が起きる（図5-5）。たとえば，神経症

では，生理的原因より心理的原因が強く関連する。環境に対する適応の失敗，不安解消のための防衛機制がうまく働かず，障害という形で現れる。文学者になろうとしていたが，父親はエンジニアになれという。文学を進めれば親を裏切ることになり不安が増大する。文学志望を意識下に抑圧していたが，破綻して，落ち着かない，言い知れない不安，動悸などの障害（症状）が出たなどである。また，神経症の一種であるヒステリーでは，葛藤，不満を身体で表す。身体的にはどこも悪くはないのだが，気を失うなどの意識障害，目が見えなくなる（ヒステリー盲）などの感覚障害，失立，失声，疼痛，麻痺などの運動障害としてあらわれることがある。

　また，フラストレーション反応や防衛機制の失敗という心理的な原因がストレッサーとなって汎適応症候群を生じ，身体的な疾患を生じさせることもある。仕事上でうまくいかず，その心理的緊張が原因で眠れない日が多い，血圧が上がりやすくなる，胃の働きが悪くなるなどがつづくと，ホメオスタシスの機能が低下し，高血圧症や胃潰瘍などの身体的疾患が生じることがある。これが心身症である（第6章参照）。

第6章
心と身体の心理臨床

　近代の高度先進社会は，私たちに多大な恩恵を与えてくれた。しかし，一方では成果主義の台頭などが新たなストレスを生み，それらはさまざまな年齢層に心や身体の病としてあらわれている。

　今日医療は近接領域と現実的に協同するようになり，臨床心理学は精神神経科・小児科・心療内科・歯科などの分野で実践されている。ここでは医療における心理臨床について理解する。

1節 心理学と臨床

　臨床心理学が医療に最も早く参画した領域は，精神医学の分野であろう。はっきりとした資料はないが，1931（昭和6）年発行の精神衛生Vol. 1には「精神衛生クリニックには職員として，ア・精神病学者もしくは神経精神病学者，イ・精神病学の教養のある社会事業家，ウ・心理学者，エ・特殊の事情の下には，専門的教養あるその他の人士，を欠くべからざるべし…」との記載があり，心理学との協同も提言されている。実際の精神科病院臨床では，昭和20年代後半から心理職の採用が進み，今日医療における心理臨床の領域は精神医学から身体医学の領域にまで広がり，多くの臨床心理系大学院生の就業目標ともなっている。

1　臨床心理学とは

　臨床（Clinical）とは，語源はギリシャ語のKlinikosで，「床に臨む」の意味であり，近代になり病床に臨み患者に接して診察・治療を行う，病気やけがを治癒あるいは軽快させる，などの医学的治療行為を指す用語として使われようになった。

　臨床心理学の対象は，主として何らかの原因で心理的に不健康にある個人や集団であり，心の葛藤や不安・緊張，不適応などへの治療や予防を目的とし，そのための技法や理論を研究する学問といえる。その学問的背景は，認知心理学・人格心理学・発達心理学・学習心理学・生理心理学・社会心理学・心理測定法などの心理学の基礎領域や精神医学の理論であり，それらを基盤とした心理学の実践的な応用分野である。医学における「基礎医学」に対する「臨床医学」と考えると理解しやすい。

2　医療と心理臨床

　疾病に罹患し患者となることは，心理的・社会的・経済的に変化が起こることでもある。そのため近年では身体的ケアは医師，心のケアは精神科医や心理士，患者の機能的・生理学的検査は臨床検査技師，療養上の問題には看護師，社会的経済的問題は医療ソーシャルワーカー，が担当するなど患者を取り巻く

種々の問題について，それぞれの専門的な立場から適切な医療を提供するチーム医療の概念が定着している（図6-1）。医師以外の医療にかかわるスタッフは，それまでのパラ（準・補助）・メディカルの呼称から，コ（共に）・メディカルへと変わるなど，医療環境も大きく変化しつつある。

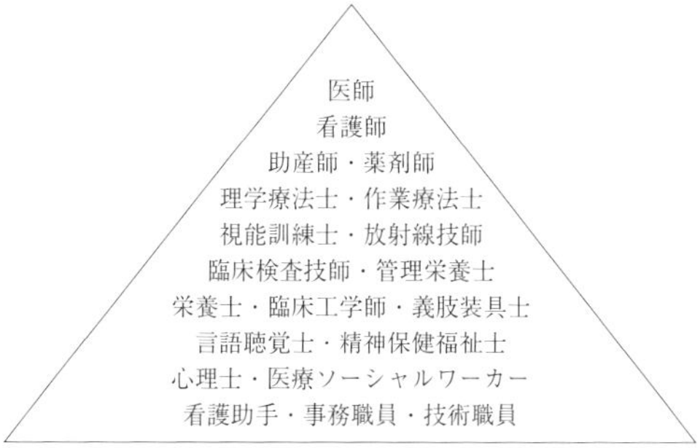

```
        医師
        看護師
      助産師・薬剤師
    理学療法士・作業療法士
    視能訓練士・放射線技師
    臨床検査技師・管理栄養士
  栄養士・臨床工学師・義肢装具士
    言語聴覚士・精神保健福祉士
    心理士・医療ソーシャルワーカー
   看護助手・事務職員・技術職員
```

図6-1 チーム医療の構成員

3 チーム医療と心理職

医療のなかでの心理職は，医師の診療活動にかかわる診療補助職として位置づけられ，心理士・臨床心理士・医療心理士・認定心理士などと呼ばれることが多い。心理士は，精神科・心療内科・小児科を中心に，チーム医療の一員として医師からの直接的指示や包括的指示により，各種心理検査の実施とアセスメント，初診時のインテーク面接などの診療補助面接，およびそれらの医師へのフィードバック，各種心理療法の実施，他の臨床各科に対するコンサルテーションサービスなど，専門的な心理臨床活動を期待されている。また，最近では遺伝カウンセリング，終末期医療・緩和医療，移植医療などの先進医療への参画を求められることも散見される。

医療の領域で心理士に要求される職能は，症状の緩和に必要な心理学的援助であり，カウンセリングを土台とすることが多い。その後病態に合わせ，精神力動的な解釈に焦点をおく場合には，精神分析や交流分析などの分析的アプローチが用いられ，行動的側面に焦点をおき，不適切な行動様式を適切なものに修正しようとする場合には，行動療法や認知療法などの手法が用いられる。また，心身交互作用から生じるさまざまな身体の緊張などに焦点がおかれる場合には，自律訓練法などのリラクゼーション法がよく用いられる。さらに，心理社会的なシステムに問題がある場合には，システムズアプローチなどの統合型心理療法なども用いられる。

また，診断や治療のなかで患者の心的特性の理解は重要な意味をもつ場合も多く，さまざまな心理検査が用いられているため，各種の心理検査に精通しておく必要がある。

　心理士は医療機関のなかで日常的に心理療法などの臨床活動を行い，チーム医療の一員として多くの医師から「医師と心理士は，現実的に相補的役割を取れるものであり，心理士を雇うことで治療法の選択肢も広がり，より充実した治療を行うことが可能になる」との評価を得ている。しかし一方では，医療での臨床経験不足，病院臨床で求められる心理技法の習熟不足，基本的医学教育の不足，チーム医療に慣れていないなど，技術面や知識・経験不足を指摘されることもあり，疾患・病態・患者行動・薬物療法などに関する基本的知識の充実が医療側から求められている。

2節　疾患と心理臨床

　医療のなかでの心理臨床を大別すると，精神医学と身体医学の領域に分かれる。精神医学の領域は精神科，神経科，精神神経科，メンタルクリニックなどの診療科名でよばれ，心理士のかかわる病態も精神疾患が主な対象となる。一方，身体医学の領域では，心療内科，小児科，アレルギー科，整形外科，婦人科，皮膚科，リハビリ科，緩和医療，終末医療などの疾患・病態が対象となる。

1　精神科医療と心理臨床

　精神疾患とは，脳の機能的・器質的な障害によって発症し，統合失調症や躁うつ病といった重度の精神病から，不安障害や適応障害などの中・軽度の疾患まで，さまざまな病態が含まれる。今日，精神疾患は医学的な側面だけを重視するのではなく，社会的・福祉的な面も含めて広く捉えることが望まれるため，精神障害と呼称することもある。精神疾患の治療は主に精神科（神経科，精神神経科など）で行うが，近年軽度のうつ病や不安障害患者の増加により，精神科以外の内科や心療内科などで治療が行われる状況もある。

　精神疾患の範囲は幅広く，分類にも原因別や病因に注目した伝統的・経験的な分類法，診断基準を用いた分類法，病態の程度による分類法，などがある。

表6-1　精神障害診断基準
診断カテゴリー（大分類）

1　通常,幼児期,小児期,または青年期に初めて診断される障害
2　せん妄,痴呆,健忘性障害,および他の認知障害
3　一般身体疾患による精神疾患
4　物質関連障害
5　統合失調症および他の精神病性障害
6　気分障害
7　不安障害
8　身体表現性障害
9　虚偽性障害
10　解離性障害
11　性障害および性同一性障害
12　摂食障害
13　睡眠障害
14　他のどこにも分類されない衝動制御の障害
15　適応障害
16　人格障害
17　臨床的関与の対象となることのある他の状態
18　追加コード

※ DSM-IV-TR（Diagnostic and statistical manual of mental disorders）［精神疾患の診断・統計マニュアル第4版修正版／アメリカ精神医学会2000］

a　原因・病因による分類

(1) **心因性精神障害**　欲求不満や葛藤などのストレスに対する不適応反応として起こる。広い意味での神経症や心因反応などであり,内因性精神障害とは区別される。主に強い不安感や恐怖感,抑うつ感,強迫,心気症状などがみられる。

(2) **外因性精神障害**　脳の損傷や身体の疾患が原因で発症する。脳そのものに明確な原因が認められる器質性精神障害,身体疾患よって起こる症状性精神障害,薬物や毒物,覚醒剤やアルコールなどによって起こる中毒性精神障害などがある。

(3) **内因性精神障害**　原因は不明であるがなんらかの脳の機能異常によって起こると考えられている。統合失調症や躁うつ病,両方の特徴を併せ持つような非定型精神病などが含まれる。

b　診断基準による分類
精神疾患の分類体系としてはアメリカ精神医学会が定めたDSM-IV-TR［精神疾患の診断・統計マニュアル第4版修正版／アメ

表6-2　ICD －10国際疾病分類第10版による疾病分類

	ICD コード	分類見出し
1	A00-B99	感染症および寄生虫症
2	C00-D48	新生物
3	D50-D89	血液および造血器の疾患ならびに免疫機構の障害
4	E00-E90	内分泌，栄養および代謝疾患
5	F00-F99	精神および行動の障害
6	G00-G99	神経系の疾患
7	H00-H59	眼および付属器の疾患
8	H60-H95	耳および乳様突起の疾患
9	I00-I99	循環器系の疾患
10	J00-J99	呼吸器系の疾患
11	K00-K93	消化器系の疾患
12	L00-L99	皮膚および皮下組織の疾患
13	M00-M99	筋骨格系および結合組織の疾患
14	N00-N99	尿路性器系の疾患
15	O00-O99	妊娠，分娩および産じょく〈褥〉
16	P00-P96	周産期に発生した病態
17	Q00-Q99	先天奇形，変形および染色体異常
18	R00-R99	症状，徴候および異常臨床所見・異常検査所見で他に分類されないもの
19	S00-T98	損傷，中毒およびその他の外因の影響
20	V00-Y98	傷病および死亡の外因
21	Z00-Z99	健康状態に影響をおよぼす要因および保健サービスの利用
22	U00-U99	特殊目的用コード

※ ICD －10（International Statistical Classification of Diseases and Related Health Problems）［疾病及び関連保健問題の国際統計分類10版／世界保健機構（WHO）1990］

リカ精神医学会2000］（表6-1）がある。また，WHO が定めた疾病の統計に用いる国際的な分類であるICD－10［疾病及び関連保健問題の国際統計分類：国際疾病分類10版／世界保健機構（WHO）1990］（表6-2）の疾病分類に，コードFとして精神および行動の障害に関する項目があり，共に詳細な診断基準が示されている。精神医学の領域ではDSMによる疾患分類が広く用いられ，身体医学の領域ではICD－10が用いられることが多い。

c　病態水準による分類　精神病理の立場から疾患を自我機能や人格の発達水準から捉え，神経症，境界例，精神病の3群に分類する。

(1) 神経症レベル　さまざまな症状を訴えるが，現実検討能力は比較的保たれているレベル。

(2) 境界例レベル　現実検討能力は不安定で，些細な出来事で常軌を逸した

逸脱行動や一過性の精神病様症状を呈するレベル。
(3) 精神病レベル　幻覚や妄想などが出現し，現実検討能力が重篤に侵されるレベル。

2　精神疾患の症状

精神疾患では意識，知能，記憶，感情，思考，行動などが障害され，多彩な症状があらわれるが，同じ症状でも個人差は大きい。

a　意識障害　意識の一過性ないし持続的な障害を総称し，①意識混濁，②意識狭窄，③意識変容などの状態がある。意識障害のうちでも軽・中等度の意識混濁に，精神運動興奮や強い不安，錯覚や幻覚を伴うような状態を特にせん妄とよぶ。

b　知的機能の障害　脳の情報処理能力の障害で，精神発達遅滞，認知症などであるが，他の疾患においても知的機能が低下することがある。

c　記憶障害　記憶障害は，認知症などの脳の変性疾患以外にも，うつ病，統合失調症，解離性障害でもみられることがある。

d　知覚障害　知覚に障害を受けると錯覚や幻覚などの症状を生じる。錯覚は健常者でも日常的に経験するが，幻覚はないものを知覚する対象なき知覚であり，統合失調症の診断基準の１つでもある。

e　思考障害　思考の障害には，思考途絶，思考制止，滅裂思考，観念奔逸，思考保続，思考迂遠などがある。思考内容の障害には妄想があり，被害妄想，誇大妄想，貧困妄想などに分類される。思考表現の異常には，強迫思考や支配観念がある。

f　感情・気分の障害　感情の障害はさまざまな精神疾患や身体疾患で認められ，うつ病やうつ状態による抑うつ気分，躁病や躁状態による爽快気分，ほかにも感情鈍麻，興奮，不安，怒り，恍惚などがある。

g　感情失禁　喜び悲しみ，怒りなどの感情がコントロールできずに，とまらなくなり，激しい動揺を示す状態をいう。

h　行動にあらわれる障害　精神症状は行動にもあらわれ，摂食，排泄，睡眠，性行為などの本能的機能の障害や，暴力，多量飲酒などの衝動性としてあらわれることもある。

3 代表的な精神疾患

日常診療でよくみられる精神疾患としては，小児科領域では精神発達遅滞，広汎性発達障害，特異的発達障害，青年期以降では統合失調症，気分障害，不安障害，身体表現性障害，摂食障害，睡眠障害，人格障害などさまざまな疾患がみられる。ここでは統合失調症，気分障害，不安障害を取りあげる。

a　統合失調症　思春期から青年期に発症することが多く，まれに小児期や初老期に発症する場合もある。2002年8月に「精神分裂病」から統合失調症に改称された。統合失調症の生涯発病率は国の違いを問わずおよそ1％前後で，100人に1人程度発症するといわれている。

統合失調症は内因性の精神疾患で発症機序は不明な点が多いが，近年統合失調症の治療薬である抗精神病薬の作用機序から，脳内のドーパミン作動神経説が有力視されている。

統合失調症の主な症状は，次の4つに大別される。

(1) 陽性症状　幻覚や妄想，独語・空笑，身体や思考を操られるようなさせられ体験，異常な興奮や緊張など，明らかに異常とわかる症状。
(2) 陰性症状　自然な感情をもてない感情の鈍麻，意欲・集中力の低下，複雑・抽象的な思考ができない思考貧困，快感の消失，社会的引きこもりなどの症状。
(3) 抑うつ，不安　統合失調症の経過中，不安や抑うつ症状はよくみられる。
(4) 認知機能障害　注意障害，遂行機能の障害，記憶障害（エピソード記憶と意味記憶）がみられる。

また，統合失調症を病態から分類すると，次の4つに大別される

(1) 妄想型　妄想・幻覚などの陽性症状が主で，比較的恒常的に現れる。初期は妄想的な気分が主であるが，次第に確信に変わっていく。
(2) 破瓜型　自発的行動が減退し，感情の鈍麻などの陰性症状を主症状とする。慢性的に進行し，不規則な生活や自室への引きこもりなどの初期症状から，末期には人格が荒廃する。
(3) 単一型　幻覚，妄想はなく，破瓜型よりさらに陰性症状が中心となる。周囲への関心や接触が減少し，次第に自閉的になっていく。
(4) 緊張型　多弁や多動支離滅裂な言動，了解不能な興奮状態，あるいは身

体の硬直などの精神運動興奮，行動の著しい減退を示す昏迷状態，などを主症状とする。

統合失調症の治療には，主にドーパミンＤ２受容体拮抗作用を持つ抗精神病薬による薬物療法に加え，心理療法，心理教育，ソーシャル・スキル・トレーニング（SST），作業療法，社会的援助などが用いられる。

　b　気分障害　感情，思考，意欲の障害としてあらわれ，統合失調症とならび内因性精神障害の代表的疾患である。感情が高揚する躁病と，抑制されるうつ病の２つの病態がある。また，躁状態とうつ状態を繰り返す双極性障害と，うつだけを繰り返す単極性障害がある。躁病のみを反復するタイプはきわめて少ないといわれる。

(1)　躁病　極端な爽快感，幸福感，高揚感や，不眠，多弁・多動などの過度の身体活動，誇大な思考内容などが持続してあらわれ，疲れ知らずで衝動的行動をとることがよくみられる。躁状態の大半は，双極性障害の一病態として起こることが多い。

(2)　うつ病　気が重く憂うつ，強い悲哀気分，好きな事物に対しても意欲や興味がもてなくなる，などの気分障害，考えがまとまらない，劣等感・罪悪感が強く自信がもてない，希望がない，などの思考障害，頭痛・頭重，不眠，食欲や性欲の不振，などの身体障害がみられる。我が国の場合，発病年齢は思春期以後加齢と共に増加し，発症率は，平成18年度厚生労働科学研究―こころの健康についての疫学調査に関する研究―によると，大うつ病の生涯有病率（生涯有病率：調査時点までの生涯にその病気にかかっている患者の割合）は6.2％，12カ月有病率（過去12カ月間にその病気にかかっている患者の割合）は2.1％であり，これは生涯に16人に１人，過去12カ月の間に50人に１人が経験することとなり，うつ病は誰にでも発症しうる疾患である。

うつ病の原因は，脳内のノルアドレナリン系やセロトニン系の神経伝達物質を原因とする説が有力となっている。また，うつ病の発症には古くから，まじめで責任感が強い，仕事熱心，几帳面，完璧にやり遂げないと気がすまない，人の評価を気にしてイヤと言えないなどの性格特徴や，種々の喪失体験，昇進，出産，転居などの生活上の大きな変化が誘因になるといわれている。

治療法には躁病は気分安定薬（抗躁薬），うつ病は抗うつ薬などの薬物療法のほかに，心身の十分な休養，心理療法として支持的精神療法，認知療法などが用いられる。

c　不安障害　心因性の精神障害で，過度な不安を中心として抑うつ，恐怖，強迫，心気などの精神症状と，自律神経系を中心とする身体症状が同時に出現することが多く，そのため日常生活に障害をきたすこともある。

心因としては，些細なことにこだわる，緊張しやすい，過敏，几帳面・完全癖，未熟性・被暗示性の亢進など性格的な要因が多分にみられ，ストレスなどの誘因にさらされた結果発症すると考えられている。不安障害は症状に対して病識があり，そのため苦痛も強く，病識の欠如している統合失調症や躁病とは明らかに異なっている。

今日，神経症という診断名は，ICD－10では神経および行動の障害（ICDコードF00－F99）のなかにある「神経症性障害，ストレス関連障害および身体表現性障害」（ICDコードF40－F48）の項目中に含まれ，DSM-IV-TRでは不安障害，身体表現性障害，解離性障害へと分割されている。中核的な病態は，以前では不安神経症とよばれていた過度な不安感であり，DSMでは不安障害に該当する。しかし実際の臨床現場（特に身体医療）では神経症という概念と名称は今でも用いられることが多い（表6-3）。

不安障害の中心的症状は広場恐怖とパニック発作である。広場恐怖は，逃げ出すのがむずかしい場面や，助けを求められないような場所を恐れ，そのため電車や飛行機，エレベーター，人込みなどに長時間さらされる状況を避けようとする。また，パニック発作と結びつきやすい。パニック発作は，とくにはっきりした理由がない状況で，「このままでは死んでしまうのではないか」と感じる強い不安感が出現し，同時に，動悸，窒息感，発汗，過呼吸，めまい感，手足のふるえやしびれ，吐き気などの，胸部や腹部のさまざまな苦痛を伴うことが多い。

治療法には恐怖や不安感に対して抗不安薬などの薬物療法のほかに，身体反応には一般的な身体治療が用いられ，必要に応じて心理療法として支持的精神療法，認知療法，リラクゼーション技法などが用いられる。

表6-3 不安障害の分類

ICD-10	DSM-IV-TR
神経症性障害，ストレス関連障害および身体表現性障害	不安障害
F40 恐怖症性不安障害 F41 その他の不安障害 F42 強迫性障害〈強迫神経症〉 F43 重度ストレスへの反応および適応障害 F44 解離［転換性］障害 F45 身体表現性障害 F48 その他の神経症性障害	300.01：広場恐怖を伴わないパニック障害 300.21：広場恐怖を伴うパニック障害 300.22：パニック障害の既往歴のない広場恐怖 300.29：特定の恐怖症 300.23：社会恐怖 300.3 ：強迫性障害 309.81：外傷後ストレス障害 308.3 ：急性ストレス障害 300.02：全般性不安障害 293.84：一般身体疾患による不安障害

4 身体疾患と心理臨床

　身体医学の領域ではその対象は身体疾患であり，身体疾患の治療に必要な心理的援助を求められる。ここでは身体疾患の領域における心理臨床について，その中心的領域である心身医学（心身症）の臨床について述べる。

　a　心身医学の歴史と定義　心身医学，あるいはその臨床科である心療内科の概念は戦前の日本にはなく，戦後のアメリカ医学の導入のなかから概念の体系化がはじまった。1960年に日本精神身体医学会（1975年に日本心身医学会に改称）が設立され，翌1961（昭和36）年10月に池見酉次郎により九州大学に日本で初めて精神身体医学を専門とする研究施設がつくられ，1963（昭和38）年に診療科として「心療内科」が開設した。その後，大学病院では東京大学，東北大学，日本大学，東邦大学，鹿児島大学，関西医科大学，近畿大学，帝京大学などの付属病院に心療内科がつくられたが，全国の大学病院に設置されるという状況には至っていない。

　心身医学会設立後，現在では心療内科学会，小児心身医学会，女性心身医学会，歯科心身医学会の5つの心身医学系学会が設立され，各分野の心身症について研究が進められている。

　「心療内科」の語原は，一般的な内科治療に心理療法を加え治療を進める診療科の意味である。日本の心身医学の特徴は，池見が消化器を専門とする内科医であったため，内科医を中心としたチーム医療であり，その一員として心理士は当初から臨床・研究・教育に参加しており，日本の心身医学は"コ・メディ

表6-4 心身症（Psychosomatic Disorders）の概念と定義

1）心身症の概念
　心理社会的ストレッサーが身体に強く影響をおよぼし，病的状態を引き起こす，あるいは増悪させる，このような病態を指して心身症と呼んでいる。
　遺伝的な素質を持った人に，心理社会的因子を含む後天的な諸因子が加わり発症すると考えられている。

2）心身症の定義（1990年心身医学会）
　「身体的障害で発症や経過に心理社会的因子の関与が認められる病態」
　　a．身体的障害は自律神経系，内分泌系，免疫系を介して，特定の器官系統に出現し，「器質的な病変」ないし，「病態生理的過程の関与」が認められるものをいう。
　　b．心理社会的因子が明確に認められ，これと身体的障害の発症や経過との間に時間的な関連性が認められること。
　　c．身体症状を主とする神経症，うつ病などは除く。

カル"との親和性が強い領域でもある。

　日本心身医学会は1991（平成3）年にそれまでの診療指針を改訂し，「心身医学の新しい診療指針」を発表した。そのなかで心身医学の担う病態である心身症について，「心身症とは身体疾患のなかで，その発症や経過に心理社会的因子が密接に関与し，器質的ないし機能的障害が認められる病態をいう。ただし神経症やうつ病など，他の精神障害に伴う身体症状を除外する」との新しい定義を定め，身体症状を主とする神経症やうつ病を除外することで心身症の病態を明確にした（表6-4）。しかしながら近年，身体症状に不安症状やうつ状態・うつ病を加重する患者が急増するなど，現実には心療内科のカバーする疾患領域は，本来の対象である心身症から不安障害や気分障害の範囲にまで広がり，定義との乖離は拡大する傾向にある。

　心理・社会的な因子が疾患の発症や経過に影響を及ぼすことは，古くからよく知られていることでもある。心理・社会的因子とは，性格や思考，感情や行動傾向，反応パターン，社会・生活環境など，その人固有のさまざまな因子であるが，心身症は「心理社会的な原因で身体疾患が起こる疾患」という，単純な心身相互作用や精神主義にもとづくものではない。

　心身症とは心の病ではなく「身の病気」であり，身体症状を身体医学の立場から十分に評価したうえで，心理的・社会的な因子も含めて総合的に診ていくことの必要な病態であり，心身症という特別な疾患があるわけではない。

　心身症を具体的な例で説明すると，試験の期間は決まって下痢や食欲不振が

表6-5　代表的心身症

呼吸器系心身症：	気管支喘息，神経性咳嗽，慢性呼吸不全，過換気症候群など
循環器系心身症：	本態性高血圧症，冠動脈疾患など
消化器系心身症：	消化性潰瘍，上腹部不定愁訴症候群，過敏性腸症候群など
内分泌・代謝系：	糖尿病，甲状腺機能亢進症，摂食障害，更年期障害など
神経・筋骨格系：	書痙，斜頸，緊張型頭痛，偏頭痛，腰痛症，筋痛症，頸腕症候群など
歯科・口腔外科：	顎関節症，舌痛症，口臭症，歯科恐怖症，補綴後不適応，神経症的習癖，味覚異常症，唾液分泌異常症など
心身症近縁疾患：	仮面うつ病，慢性疲労症候群，円形脱毛症，蕁麻疹，眼性疲労，成人型アトピー性皮膚炎，月経障害，咽喉頭異常感症，多汗症，メニエール病，自己臭症，円形脱毛症，起立性調節障害，慢性疼痛，神経性頻尿，心因性インポテンツなど

続く，職場の悪い人間関係で胃炎や胃潰瘍，高血圧になった，大切な仕事の契約の前には決まって喘息発作が起きる，ストレスが強まると頭痛がひどくなるなどの「身体疾患」であって，各種の臨床検査を行えば器質的な変化や機能的な異常がみつかり，それらの症状と心理社会的因子との間に密接な時間的関連がみられる。そして，心理社会的問題を軽減するような配慮をしながら治療を進めると病状が改善する，などのように心身症としての定義にあてはまる例にのみ，過敏性腸症候群（心身症），気管支喘息（心身症），胃潰瘍（心身症）などとカッコに心身症とつけて表記している。心理的社会的な問題があるからといって，単純に心身症と診断されるわけではない。

心療内科臨床でみられる心身症は多岐にわたり，器質的な身体病変を認めるものから，機能的障害のものまで幅広い（表6-5）。また，心身症ではないが心身症と同様な心身医学的アプローチが望まれる臨床場面もある。

心身症の発症機序としては，ストレス理論，学習理論，自律神経理論，精神分析理論などが考えられているが，近年では，中枢神経系・自律神経系・内分泌系・免疫系をシステムとして捉え，心と身体の相互関係を科学的に解明しようとする研究などが注目を集めている。

b　代表的な心身症とそのタイプ　日常診療でみられる心身症には，現実の生活上のストレスから発症する心身症，ストレスを招きやすい性格傾向自体に問題があって発症する心身症，自己破壊的な生活習慣にもとづく心身症，暴飲暴食や不規則な食生活などのライフスタイルの歪みによる心身症，タイプA行

表6-6　心療内科で用いられる治療法

1　臨床各科の一般的療法（向精神薬，漢方などを含む）
2　自律訓練法
3　カウンセリング
4　精神分析的療法
5　交流分析
6　行動療法
7　認知行動療法
8　バイオフィードバック療法
9　解決志向アプローチ
10　森田療法
11　家族療法
12　絶食療法
13　東洋医学的治療
14　箱庭療法
15　作業療法
16　遊戯療法
17　ゲシュタルト療法
18　各種芸術療法
19　音楽療法
20　集団療法
21　バリント療法
22　内観療法

動様式（攻撃的，旺盛な競争心，性急，活動的，野心的，旺盛な向上心，完全性，能率優先，結果の重視）から起こる心身症，過剰適応や自己抑制的生活から起こる心身症など，さまざまなタイプがみられる。

これらいずれの場合にも心理的因子として，過剰適応性（真面目，模範的，頑張り屋，自己抑制的，自己犠牲的，他人の評価思惑を気にする，周囲の期待に応えようと過剰な適応努力をする）とよばれる心的傾向や，失感情症・失体感症とよばれる心身の変化に気づきが悪い，などの傾向が注目されている。

c　心身症とその治療　心身症の治療には，一般内科あるいは臨床各科の身体治療を中核に，向精神薬（抗不安薬，抗うつ薬など）および各種心理療法が用いられることが多い（表6-6）。そのため各種の心理療法に習熟しておく必要がある。

第7章
医療のなかの人間関係

　病気をめぐり多様な人間関係が成立する医療現場では，個々人の複雑な思惑が交錯する。ときに人を誤解したり，見下したりし，ときに患者との揉めごとで悩んだり，後輩の仕事振りに失望したりする。人間味豊かな医療と看護が実践されるには，患者や医療スタッフの間で展開する心理の営みを理解して，お互いのコミュニケーションを深めるべきであろう。好ましい人間関係構築の一助になるであろう心理学的知見からみてみよう。

1節 対人関係

1 対人魅力——人の印象を決める意外な要因

　魅力的な相手には同調もして，素直に言うことも聞き，一緒に仕事をすればはかどるだろう。このように人間関係を左右する対人魅力はその人の言動や外見などで決まると考えがちだが，実際は周囲の状況や文脈に存在する外的要因も大いに影響する。そうした要因の働きを理解すれば，身近な人に対する印象を客観的に見つめ直したり，またはそうした要因を利用して自分の印象を適切につくり上げることができる。以下の例をみてみよう。

　a　相手の態度変化の影響　常に好意的に自分を評価してくれる相手には，こちらも好意を抱きやすい。しかし，最初は嫌っていたのに，徐々に好意的な態度を示してきた相手に対しては，さらに強い好意を抱く。アロンソンとリンダーは，これをゲイン・ロス効果とよんだ。常に好意的に評価してくれる看護師長より，普段は厳しい評価ばかりで，まれに機を見てほめてくれる看護師長に対して，看護師はより強い好感と信頼を寄せるかもしれない。

　b　生理的興奮の影響　ダットンとアロンが，頑丈な橋と不安定なつり橋の上で男性を対象に女性面接官による調査を行ったところ，つり橋で面接された男性のほうが，発話内容に性的なニュアンスが多く含まれ，女性面接官に後日，より多く電話をかけていた（女性の電話番号は被験者に知らされていた）。不安定なつり橋の上では誰でも生理的に興奮し，発汗量や心拍数が増加する。彼らはこの生理的興奮の原因を，つり橋という状況ではなく，目の前にいる女性面接官の魅力と誤って解釈したのである。結果として自分は彼女に気があると思い込んでしまった。お酒やカラオケで浮かれた状況，緊急事態，ミスが許されない作業の遂行，運動など，生理的興奮は日常的に喚起される。こうした状況では好意を抱いたり，抱かれる可能性が増すことを頭に入れておこう。

　c　他者の影響　ハイダーが提唱したPOXモデルは，人（P）が，（O）や（X）という他者にいだく印象が，この3者関係のなかでどう変化するかを鮮やかに説明する理論である（Xは物や出来事に置き換えてもよい）。図7-1の各2者関係はプラス（好意，尊敬，承認）かマイナス（嫌悪，軽蔑，不承認）であら

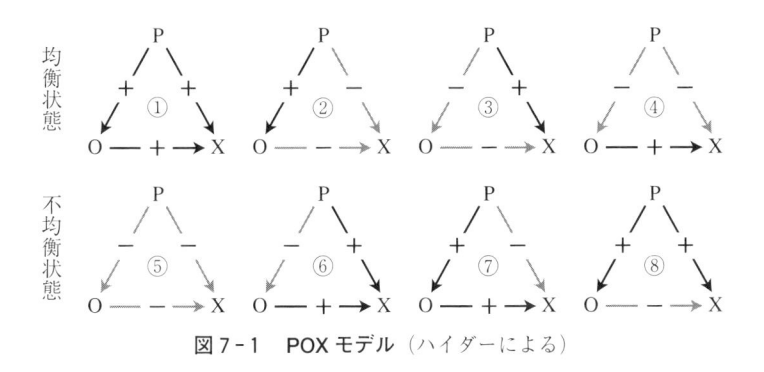

図7-1　POXモデル（ハイダーによる）

わされる。このとき人（P）の心理状態は，3つの符号の積がプラスのときは好ましい均衡状態，マイナスのときは不快な不均衡状態と定義される。

　たとえば，看護師Pは医師Oを尊敬しているが，患者Xが嫌いであると仮定しよう。このとき，医師Oが患者Xを好ましく思っていることを知ると，看護師Pは不快な不均衡状態（⑦）になる。重要な点は，均衡状態を取り戻すために看護師Pがとる心的・行動的対応である。たとえば患者Xの好ましい面を探して好きになろうとする（①），医師Oへの評価が低くなる（④），医師Oが患者Xを実はそれほど好ましく思ってないと思い込んだり，嫌いになるように働きかける（②），などの対応が予測できる。こうして自分の対人感情を客観的に理解できれば，人はさまざまな状況に埋性的に対処できるようになるだろう。

2　対人認知の歪み——相手を見誤るメカニズム

　一方，相手の性格，能力，感情，欲求，意図などを推論する対人認知の働きには，不正確な判断をもたらす多くの傾向が知られている。以下の現象のほとんどを，あなたは経験しているはずである。

　a　ハロー効果　ある人物に顕著に好ましい特徴があると，その人の他の特徴まで好ましいと不当に判断する傾向である。容姿端麗の女性は，知性や教養も備えていると思った経験はないだろうか？　一方，ある好ましくない特性が他の特性の評価を低めることもある。たとえば無口で人相の悪い患者は，思いやりが欠けているように思えるかもしれない。ハロー効果は，内容や意味が比較的曖昧な特徴（知性や教養など）や，道徳観が関係する性格特性（思いやり，

誠実さなど) が過大, または過小に評価される形で生じやすい。

　　b　**寛大効果**　一般に望ましいとされる性格特徴に関してはより過大に評価され, 否定的と見なされている人格側面は控え目に評価されやすい。こうして他者に対する評価は実際よりも寛大で好意的なものとなる。人には優しく, 人の悪口を言ってはいけない, と親からしつけられたことはないだろうか？　寛大効果はこうした道徳的文化規範が影響している。

　　c　**ステレオタイプ性**　「彼は東北出身だから我慢強い」というように, 特定集団に関するイメージを, その集団に属する特定個人に安易に当てはめる傾向である。集団メンバー全員に共通する性格特徴は存在しない。

　　d　**暗黙の性格理論**　おしゃべりの人は明るい, 怒りっぽい人は頑固などと, ある特性をもつ人が, それと関連していると暗に考えてしまう"他の特性"をも備えていると判断する傾向である。

　　e　**ラベリング理論**　1人の医療スタッフが患者に下した評価がスタッフ全員に安易に共有されてしまう可能性が勝又正直により指摘されている。そのスタッフが患者に貼り付けた「わがまま」「扱いづらい」といったレッテル (ラベル) を他のスタッフが鵜呑みにし, それを他のスタッフに申し送りしてしまうようなケースである。ラベリング理論は, ラベルが一人歩きして, 本来の人格が見失われたままラベルによって人が安易に評価されることを説明するものである。

3　対人葛藤への対処——良好な人間関係を保つには

　　a　**基本的帰属錯誤の理解**　目の前で友人が何か失敗すると, 人は, その失敗の原因が友人の内的要因 (注意不足やスキルの低さなど, その人自身に関係した要因) にあると判断しやすい。しかし, 当の本人は自分の失敗の原因を外的要因 (運が悪かった, ほかにも仕事を頼まれていたなど, 自分では制御できない要因) に求めようとする。何かの原因を特定することを心理学では原因帰属というが, 上記のような傾向は誤った原因帰属のうち特に頻繁に見られるので, 基本的帰属錯誤とよばれる。遅刻など, 失敗の言い訳をする側と, その言い訳を聞く側との間で見られる典型的な事態である。他人の失敗を過度にその人のせいにする傾向を常に頭に入れ, 外的要因を吟味する客観性をもつことで, 他人を見下してしまう事態をひとつ回避できるだろう。

b 苦手な人との接し方 アーガイルとヘンダーソンは，個人間のトラブルを回避する方策として，「うまくやっていけない人との間の12のルール」をあげた．これらのうち，特に私たちが見過ごしやすい項目を，以下に4つ抜粋する．

(1) 自信をもって語られたことを議論しない：相手の主張が不当でも，その場での議論は我慢すべきであろう．信念はそう簡単に変えられない．
(2) 相手を無視しない：嫌いな相手に対して，ちょっとした返事やあいづち，または視線を向けたりうなずくなどの反応を省いたことはないだろうか．無視する側より無視される側が，無視という行為に敏感である．
(3) どんなに小さなことでも借りや好意，賛辞にはお返しする：好意を示した方はそのことを覚えている．
(4) 偽善的な好感情を見せない：一般に距離をおく相手からの直接的なほめことばには裏があると思うだろう．よかれと思っても，相手によっては賞賛や好意の意思表示は具体的，かつ慎重にすべきであろう．

2節 集団の形成

1 インフォーマル・グループ——非公式な人間関係とは

前節では個人間で生起する感情や認知について述べたが，集団になると人が個々に行動する状況からは予測できない事態が起こる．だからこそ心理学者は集団に関心をもつ．集団特有の判断や行動とはどういったものであろうか．

集団は，規則，役割，権限が明確に規定されていて，組織の目的達成のためにつくられた公式の集団（フォーマル・グループ）と，利害，感性，性格などの類似性を契機として，気が合うもの同士が自然発生的に結びついた非公式の集団（インフォーマル・グループ）に分けられる．一般に職場環境においては，こうしたフォーマル・グループとインフォーマル・グループが混在する．

2 ホーソン実験——非公式なルールの存在

ウェスタン・エレクトリック社のホーソン工場で1920年代にはじまった一連の実験では，職員の間に，昼食や休憩時間を一緒に過ごすインフォーマルな集団が2つ形成されていたことが見出された．この集団内では，①仕事に精を出

しすぎてはいけない，②あまりなまけすぎてもいけない，③仲間に不利になることを上司に言ってはならない，などの規範をつくり，互いに牽制・協力し合っていた。給与は出来高制で，働くほど賃金が得られたにもかかわらず，従業員はこうした独自の非公式な規範に沿って行動していた。公式のリーダーは，組織運営上の障害になる非公式なルールがあれば，効果的な説得（後述）や毅然としたリーダーシップ（後述）でそれを改めさせなければならない。

3　集団の凝集性——集団が団結するとき

集団が形成されると，成員を集団内にとどめようとする凝集性という力が生まれる。集団の凝集性が高いほど集団規範への同調と集団への帰属意識が高まり，逸脱行動が抑止され，一致団結する方向に成員の意識は収束していく。

a　凝集性が高い集団の特徴　凝集性が高い集団は，①課題達成能力が高いが，②そうした能力の高さは集団の魅力となり，その状態にとどまろうとする保守的な傾向を強め，さらに，③魅力ある集団から排除されたくないという欲求が，集団規範への同調行動（後述）を促す。適切なマネージメントが欠如した集団はこうして硬直した様相を呈していく。このとき，④集団を自己の一部のように感じる同一視が顕著になり，内集団びいき（後述）が促されやすい。

b　集団への同調行動　多数者の意見が明らかに間違っていても同調行動が起きることをアッシュは実験で示した。図7-2のような標準刺激と同じ長さのものを比較刺激のなかから選ばせると，被験者が1人で行った場合は，正解率はほぼ100%であった。しかし，故意に誤った解答をする他の被験者（サクラ）と一緒に解答すると，32%もの被験者がサクラと同じ誤った答えに同調した。明らかに不適切な同調圧力でさえ抵抗し難い状況も存在するのである。

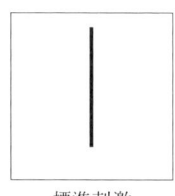

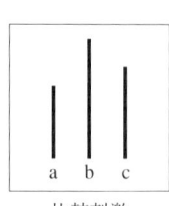

図7-2　刺激図（アッシュによる）

4　集団間の葛藤と衝突——なぜ彼らを見下すのか

a　内集団びいき　病院内では，医師，看護師，薬剤師，放射線技師，栄養

士など多くの下位集団が共存し協力し合う。しかし一般に人は，自分が属する内集団のメンバーを過大評価しつつ，自分が所属しない外集団のメンバーを過小評価して，自分たちが優越していると錯覚する傾向がある。そうすることで，自尊心を高く保ちたいという強力な欲求が満たされるからである。内集団が外集団より劣っていると感じることは，心理的に非常に不快なことなのである。

  b 外集団均質化効果　さらに人は，内集団のメンバーはおのおの異なる個性のもち主と考えるが，外集団の成員についてはおのおのの個性を無視して十把一絡げで判断する傾向がある（初めて訪れた国で最初に接した人の態度が無愛想なのを見て，その国の人はみな無愛想なのかと感じた人はいないだろうか）。こうした特性が，内集団びいきをさらに強めてしまうと考えられる。

  c 集団間葛藤への対処　長谷川浩は，集団間葛藤を解消する一般的方法として，間接的方法（教育や宣伝）のほか，以下のような直接的方法を紹介している。
  (1)　接触：メンバー同士が接触する機会を設定する。忘年会をはじめ，社内運動会や社内旅行などは昨今見直されはじめている。反目する2人を上司が昼食に誘うなどの方法は，接触を個人間葛藤に適用した例と解釈できる。
  (2)　目的の共有：各集団が共通の目的のもとに活動すると，一時的に偏見が弱まる。設定された目標が社会的に重要な意義をもち，個人的にも意味深いものであるほど，葛藤の解消が期待できる。集団の凝集性は外部からの脅威により高まるので（高速道路建設反対に向けて一丸となる地域コミュニティーなど），そうした脅威は，ここでいう共有可能な目的のひとつとなろう。

3節　リーダーシップ

1　リーダーの役割——課題の達成とメンバーへの気遣い

　組織を運営するうえで，リーダーシップ論は避けられない問題である。心理学的知見にもとづいて，リーダーがどう振舞うべきなのか考えてみよう。
　三隅二不二は，リーダーの役割としてP機能（パフォーマンス機能・課題達成機能）とM機能（メインテナンス機能・集団維持機能）の2種を設定した。P機能は，目標達成のために指示を与えたり圧力をかけたりする課題志向行動と関係し，M機能は，集団の秩序やまとまりのある雰囲気を維持するために，成

員の感情的側面に配慮するメンバー志向行動と深くかかわる。これら2つの機能の強弱を組み合わせると，4つのリーダーシップが類型化できる（図7-3）。

(1) Mp型：課題達成より人間関係を重視するので，集団内の雰囲気はよいが，成果はあがりにくい。

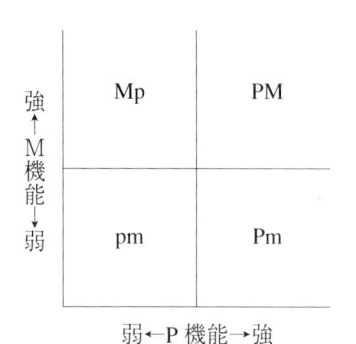

図7-3 PM式リーダーシップの4類型（三隅による）

(2) Pm型：人間関係よりも成果重視のため，生産性は高いが，成員の不満も大きい。

(3) pm型：課題達成機能と集団維持機能が両方低いため，生産性が最低でリーダーへの不満も強い。

(4) PM型：仕事に厳しく，成員への細かな配慮も行き届いた最も優れたタイプ。

ちなみに，上司は自身をPM型と考えるが，部下は上司をそのように評価しない傾向がある。リーダーは今一度，自身を客観視すべきかもしれない。

2　状況対応型リーダーシップ──組織を育てるために

一方，ハーシーとブランチャードらが主張するライフサイクル理論によれば，①メンバーの問題解決能力や経験が不十分な段階では，リーダーの課題達成志向的な働きかけが生産性向上につながる。②メンバーの能力が徐々に増してくると，それに応じてリーダーは集団内の情緒的な雰囲気や人間関係に配慮した集団維持型の行動が強く求められてくる。③最終的にメンバーが一人前に成長した段階では，メンバーを信頼して仕事を任せるといった，成員の自律性を尊重する態度が理想と考えられる。医療現場のリーダーも，組織の成熟段階に合わせて，リーダーシップの質を微調整すべきであろう。

こうした観点から，リーダーはメンバーの発達段階に合わせて，関与の仕方も適切に調整すべきと，諏訪茂樹は主張する。①メンバーがまったく自己解決できない依存段階にある場合は「指示」を出し（こうしましょう），②少しは自己解決できる半依存段階では，メンバーの自律性を多少尊重して「助言」を

与える(こうしたらどうかな)。③ある程度は自力で問題解決できる半自立段階においては解決法を自己決定させて(どのようにすべきかな)，リーダーはそれを「支持」する。④完全に自己解決できる自立段階ではリーダーは「非関与」となり，メンバーに仕事を任せることになる。

3　メンバーシップ——リーダーを支える成員とは

　看護師は看護師長の指示に従うだけでなく，看護師長の手の届かない部分を積極的に補ったり，場合によっては看護師長の能力をうまく引き出すために画策したりなど，リーダーを支えるメンバーとしての重要な機能を担う。つまり，リーダーの機能や役割(リーダーシップ)は，メンバーの協力的な役割(メンバーシップ)と表裏一体の関係にあるといえる。國分康孝は，適切なメンバーシップの条件をあげているが，以下にそのいくつかを抜粋してみる。

　a　インフォーマルなリーダーの決定　上司と接触しても嫉妬されないような年長者などを非公式なリーダーにして，上司との橋渡し役を設ける。

　b　上司への頻繁な中間報告　作業の進行具合を常に把握することは上司にとって大きな安心となり，また，変更を指示する適切な機会を上司に与える。

　c　リーダーの許可の必要性に関する判断　自己判断で遂行できる仕事と，上司の許可をとるべき仕事を峻別し，リーダーの立場に敬意を示す。

4　説得の技法——困難な要請を受け入れさせるために

　問題解決のために，リーダーは反発する部下の説得を試みるかもしれない。深田博己は不利な条件下で人を説得する技法を紹介している。

　a　信憑性や魅力を備えた人物を利用する　相手が説得者に魅力や信頼性を感じていない場合，①信憑性や魅力を備えた他の人物や団体を説得メッセージの情報源として示すか，あるいは，②そうした人物に説得を依頼する。

　b　相手にとって身近で影響力のある人物を説得する　相手にとってのオピニオン・リーダーを説得すれば，その相手の態度も変化する可能性が高い。

　c　混乱に乗じる　一時的であれとにかく承諾を得たい場合は，相手が多忙や危機などで混乱し集中できないときに説得する。混乱を故意に起こすこともある。

d　近くで第三者を説得する　相手の反発が予想される場合，その相手が同席するか隠れて聞いている状態で，別の第三者を説得する。自分に向けられた説得ではないので，相手はより抵抗なく説得メッセージを傾聴すると期待される。

　e　説得メッセージを相手に作成させる　このとき説得内容に賛成する根拠や反論に備える論拠を考える過程で，説得方向への態度変化が本人のなかに生じる。

4節　医療スタッフと患者間の人間関係

1　ソーシャル・サポート——そのいくつかのタイプ

　生きていくうえで遭遇する重大な問題や危機を乗り越えるときなどに，家族や友人といった自分を取り巻く人々からの有形無形の社会的，人間的な支援をソーシャル・サポートとよぶ。ソーシャル・サポートには道具的サポート（介助や付き添い），情緒的サポート（面会や何気ない会話，共感，病気の冷静な受け止め），情報的サポート（必要な医学的知識や情報の提供）などのタイプがある。

2　医療場面におけるソーシャル・サポート——何に配慮すべきか

　a　症状の違いに対する配慮　金田里津子らの調査では，内科病棟に入院中の重症患者の家族が看護師に期待することは，「医師とのコミュニケーションを助けてほしい（34.4％）」，「医学的な知識を教えてほしい（25％）」，「患者の話し相手になってほしい（6.2％）」の順であった。一方，中等および軽症患者の家族は，これとは反対の順序で期待の割合が異なっていた（それぞれ17, 22, 33％）。重症患者の家族は，看護師からの道具的サポートを期待し，そうでない場合には情緒的サポートを期待しているという傾向が窺える。

　ただし，赤沼智子らの研究によると，患者は必要なケアの申し出を遠慮することがある。患者の遠慮を解消するために，看護職のケアの範囲に対する十分な事前説明と，患者に対して「何かありませんか」といった日頃の声かけを怠らないことが，行き届いたサポートの第一歩であろう。

　b　患者の主体性への配慮　サポートの内容とともに，サポートの与え方も患者の心理に影響する。古城和敬らの研究によると，友人がことばによるサポー

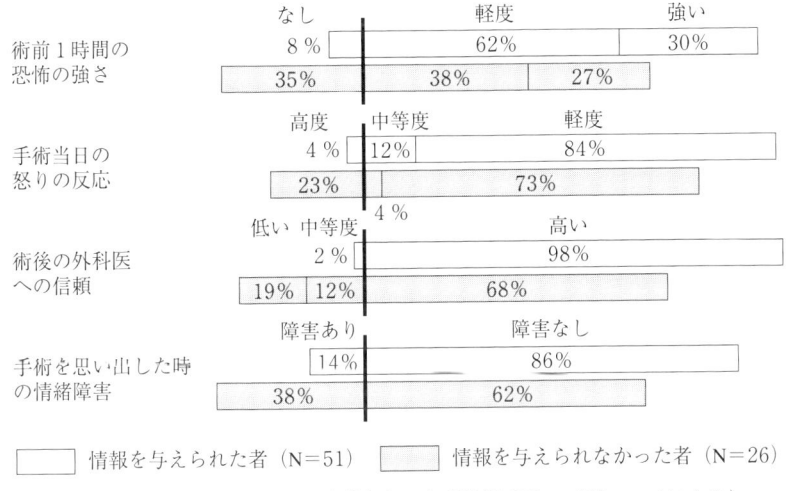

	なし	軽度	強い
術前1時間の恐怖の強さ	8%	62%	30%
	35%	38%	27%

	高度	中等度	軽度
手術当日の怒りの反応	4%	12%	84%
		23%	73%

	低い	中等度	高い
術後の外科医への信頼		2%	98%
	19%	12%	68%

	障害あり	障害なし
手術を思い出した時の情緒障害	14%	86%
	38%	62%

□ 情報を与えられた者（N=51）　▭ 情報を与えられなかった者（N=26）

図7-4　情報の有無による外科患者の心理状態の違い（ジャニスによる）

トを与える際に,「大丈夫よ。自分のペースでやればいいよ」などと相手の自主性を尊重した主体性尊重サポートのほうが,「～しなさい, ～したら」といった, 考え方や行動を半ば押しつけるような指示的サポートに比べて, 平均血圧や心理的不安の程度を低め, ストレスの低減につながる可能性が示されている。ソーシャル・サポートは, 受け手がサポートと認識して初めてサポートとして成立し, 好ましい変化をもたらすのである。

一方, わが国では子どもに語りかけるときに声の高さが高くなり抑揚が誇張された, いわゆる育児語が広く観察されるが, こうした育児語は老人に対しても用いられ, 看護師も例外ではないことが正高信男の調査により示されている。しかし, こうした看護師の育児語に対しては「年寄りを馬鹿にしている」と憤る患者が, 特に主体的に生きる張りを保っている高齢者を中心として少なくないことも正高の面接調査により明らかにされている。

c　情報がもつ心理的意味への配慮　上述のように, 医師が患者に提供する情報もソーシャル・サポートとして位置づけられる。インフォームド・コンセントという観点から, 情報の開示は医師にとっては義務であるが, 患者にとっては病後のストレスや不信感を低減する機能も有する。ジャニスの調査によると, 外科手術における不快な体験について前もって知らされていた患者は, 術

前の恐怖感がより強いものの，オペ当日の怒りの反応は比較的弱く，術後の執刀医に対する信頼感も高く，手術を原因とする情動障害の程度も少なかった（図7-4）。義務としての情報開示が，患者の心理という観点からはどういった意味をもつのかという問いかけを常に大事にしたい。

3　視線・姿勢・対人距離——円滑なコミュニケーションのために

a　アイ・コンタクト　人と話すときは目と目を合わせることが強調される風潮があるが，日本人は目を凝視されると，よそ見，うつむき，瞬きなどをして視線を避ける傾向がある。ある程度打ち解けるまでは，少し視線を落とし，鼻か口あたりをぼんやり見るほうが相手は楽であろう。ただし相手に何か尋ねる場合や，相手が重要な話をしているときは，相手の目を直視するのが好ましい。

b　イスの座り方　①お互いの視線が直角に交わる座り方は，自由に視線を合わせたりそらしたりして調整できるので，普通の面接や初対面の人と話す場合に適している。また，②相手が何か大切なことを話しているときは，背もたれを使わずに少し前傾して浅く腰掛けると，患者は相手が聞いてくれているという安心を得る。一方，③患者がベッドで寝ている場合，医療スタッフが立ったまま話しかけると，上からの目線が微妙に威圧感を与え，患者の発言に消極的な態度を促しかねないので，できればイスに座り，目線の上下関係を回避したい。

4　閉じた質問・開かれた質問——効率的なコミュニケーション

「痛みますか」といった，「はい」「いいえ」で答えられる聞き方を「閉じた質問」とよび，「具合はいかがですか」など，自由に答えられる尋ね方を「開かれた質問」という。後者が共感的で好ましいという一般論に従い，開かれた質問ばかりすると医療場面では失敗する。杉本なおみは，両者の使い分けと注意点を非常に実践的な観点から明示しているので，以下にその概要をまとめる。

a　時間的余裕に合わせた使い分け　開かれた質問に対する返答は長引きやすい。午後の混み合う時間帯などに開かれた質問をしても，なかなか終わらない患者の説明にいらいらさせられるかもしれない。原則として時間的余裕があれば開かれた質問でも構わないが，なければ閉じた質問が好ましい。

b　知りたい情報の範囲に合わせた使い分け　投薬後の患者に副作用の有無

を聞くとき,「その後調子はいかがですか」などと開かれた質問をしても,患者は副作用以外の変化まで長々と答えるかもしれない。この場合,「その後,動悸,息切れなどはありましたか」などと副作用に関する"特定の情報"を,閉じた質問により聞けばよい。一方,"想定範囲外の情報"も収集したいときは,開かれた質問が好ましい。胃痛の患者に食事内容を尋ねても原因が判然としない場合,「普段どんなときに胃が痛みますか」といった開かれた質問をして,「駅の階段を上るとき」などと答えたら狭心症の可能性を疑える。

　　c　**相手の立場に立った使い分け**　開かれた質問は回答の自由度が大きすぎると答えにくい場合がある。「何かわからないことはございますか？」と医師から質問されても,患者は何がわからないかさえわからず戸惑うかもしれない。この場合,「診断結果について何かわからないことはございますか？」などとポイントを絞った"制限付きの開かれた質問"が好ましい。

5　能動的な聞き方——信頼関係を築くコミュニケーション

　患者の心理を共感的に理解する効果的なコミュニケーションの仕方が,心理臨床場面で広く用いられている。ゴードンはこの応答法を「能動的な聞き方」とよび,医療場面における用法を紹介している。一見,時間の浪費のように見られがちなこの聞き方が,患者との信頼関係を構築し,適切でスムーズな診療を可能にし,患者とのトラブルも回避して,結果的には時間の節約にもなるとゴードンは主張する。以下にこの方法を概観してみよう。

　　a　**問診時の患者の隠れた心理**　患者はみずからの感情や欲求(不安,失望,悲しみ,不平)をうまく説明できなかったり,気づいていないことさえある。

　　b　**共感と言い換え**　聞き手は,患者の置かれた状況に身を置いて想像しながら,そうした感情の共感的な理解を試みる。そのうえで,患者の感情や欲求が含まれた発言を,ある程度自分のことばで簡潔に言い換え(ときに推論を交え),患者にフィードバックする(感情の反映)。「～のようですね」「～と感じてるんですね」「～も気になるんですね」などのように。

　　c　**言い換えに関する注意**　①常にオウム返しでは馬鹿にしたように聞こえる。②感情を含まない単純明快なメッセージや世間話にはフィードバックは必要ない。③深い追求に患者が抵抗感を示したら,それ以上質問しない。④能動

的な聞き方は時間的，精神的に聞き手に余裕があるときに行う。

　　d　問診時の患者の暗示的なサイン　質問に妙にそっけなく答える，医師の判断内容に抵抗感を示すなどの反応は，患者の隠れた感情を暗示するサインなので，特に注意してフィードバックする。

　　e　患者の反応の確認　聞き手のフィードバックが適切なら患者は同意する。不適切なら不同意を示すので，考えを修正し聞き直す。場合によってはフィードバックを繰り返し，開かれた質問も併用し問題を深く掘り下げる必要がある。

　　f　看護時の患者の隠れた心理　一方，医師の指示や診断内容，治療法，度重なる注射や検査，診察の遅れ，食事の内容，回復の遅れ，家族に会えない状況などが原因で，患者は不満，不安，失望，悲しみなどの感情をもちやすい。

　　g　看護時の患者の暗示的なサイン　ときに患者はこうした感情を，突然静かになる，顔を反らしたり下を見る，身体をゆする，食事をしない，などの非言語的サインにより暗に示そうとする。あるいは「またレントゲンですか」「私にはちんぷんかんぷんです」などと，不明瞭な言語メッセージを送ることもある。

　　h　患者への問いかけとフィードバック　こうした手がかりを無視せず，「何か気がかりなことは？」「私に言いたいことはおありですか？」「いつもと違った感じですね」「何か嫌なことでも？」などと能動的な聞き方をしてから，患者の反応に応じて言い換えをし（ときに推論も交え），フィードバックする。

　　i　患者の反応の確認　適切なフィードバックに患者は満足した反応を示すが，不適切なら患者は違った形で再度メッセージを送るので，聞き方を修正する。

　　j　能動的な聞き方の効果　聞き手が患者を「理解し」「共感して」いることが患者に伝われば，①患者は安心して内省し，②必要な情報を最大限医師に伝えることができ，③医師の診断や忠告に聞く耳をもちはじめる。あるいは，④患者の問題行動は，実は医療者側に原因があったことが判明して問題解決に至ることもある。これらの結果，⑤お互いの信頼関係が築かれ，⑥患者の合意のもとで適切な治療法を選択でき，このことが，⑦医療過誤訴訟に対する大きな抑止力にさえつながるのである。

第8章
医療に役立つ心理テスト

　本章では，観察・面接と並ぶ心理アセスメントの技法である心理テストを取りあげる。

　まず心理テストとは何か，備えていなければならない条件，心理テストの分類について概観する。そして医療の現場で使用される頻度の高い心理テストを詳述する。また病院の診療科で使われているテストについて述べる。

　心理テストの使用については心理学の専門家に相談するなどの慎重さが必要である。

1節 心理テストとは

　人の心理的側面は，怪我やレントゲンに写る骨折などのように目に見えるものではない。人の能力や性格を判断・測定するものを心理アセスメントという。心理アセスメントには対象の行動の仕方，仕草，表情などの様子を「観察」する方法，1対1で話をすることで対象の状態を知る「面接」法，また「心理テスト」という道具を媒介として心理的側面を査定する方法がある。

　この章では「心理テスト」を取りあげて説明をしたい。心理テストには測定したい目的に合わせてさまざまな種類がある。以下の節で詳述する。

　心理検査に必要な要件は

(1) 測定しようとする際に，どれだけ正確で安定した「ものさし」でありうるかということを意味する信頼性。

(2) その検査によって測定しようとしている目標をどの程度，十分にかつ正確に測定しているかをあらわす妥当性。

(3) 常にどこで，誰がやっても同じ結果を提示することができる客観性を備えていなければならない。現在使用されている心理テストは，統計的な手順で標準化されているものである。

　心理テストを行うときは，それを行うほうが行わない場合よりも被検者の役に立つというはっきりした見通しのない限り，むやみに行うべきものではない。被検者の可能性を探るために行われるべきものであり，異常を発見し，単にレッテルを貼るために使用されることのないように配慮する必要がある。

　人間を知るという観点では，相手に対する尊厳や一人の人間として畏敬の念を忘れてはならない。また，テスト場面の被検者はあくまでも特定の場面における特定の刺激に対する反応をしているにすぎない。そのときの気分によってもテストの結果が変わる可能性もある。

　また心理テストを個別で行う場合，テストを行う場所は人の出入りの少ない落ち着いた部屋が望ましい。検査者と被検者の間に信頼関係（rapport ラポール）を成立させることも大事な条件である。

2節　心理テストの分類

　大別すると，知能のアセスメント法とパーソナリティのアセスメント法である。「知能」とは「知識と才能，知性の程度，環境に対する適応能力」（広辞苑）と考えられている。心理学的にも同義であるとも考えられているが，「新しい環境に適応するにあたって，これまでの経験を効果的に再構成する能力」とするのが代表的考え方となるであろう。知能のアセスメント法には集団式・個別式の知能検査があり，集団式は教育の分野で，個別式は主に臨床の場で使われることが多い。個別式の知能検査は田中ビネー知能検査Ⅴ，WISC-Ⅲ，WAIS-Ⅲなどが主なものである。

　「パーソナリティ」とは，「性格」とほぼ同義に用いられている。
　(1)　何が同じ状況にあって異なる個人に類似の行動をとらせるのか？
　(2)　何が同じ状況にあって異なる個人に異なった行動をとらせるのか？
　(3)　何が異なった状況にあって同じ人間に類似の行動をとらせるのか？
　(4)　何が各個人のすべてを他者から異なった独自性をもたせるのか？
　この「何」こそが性格でありパーソナリティである。

　パーソナリティのアセスメント法は，質問紙法，投影法，作業検査法に大別される。

　質問紙法は多くの質問文に対して「はい（あてはまる）」「いいえ（あてはまらない）」「どちらでもない（わからない）」という答え方をし，それぞれを集計して性格傾向を出す方法である。代表的な検査は，矢田部・ギルフォード性格検査（Y-G性格検査），ミネソタ多面的人格目録（MMPI），エゴグラムなどがある。

　投影法は比較的曖昧な模様，文章などの素材を与えて，自由な反応を引き出しその人の性格特徴を探ろうとする方法である。代表的な検査には，ロールシャッハテスト，主題統覚検査（TAT），欲求不満テスト（P-Fスタディ），文章完成法（SCT），描画テスト（バウムテスト，HTP）などがある。

　作業検査は一定の作業を行わせ，その作業量などの結果からその人の性格を診断しようとする方法である。代表的な検査は，内田クレペリン精神作業検査

である。

　質問紙法の長所は，①形式を統一することができるので実施者の影響が一般的に少ない，②多くの回答者から資料を収集できる，③研究者自身がいなくても実施できる，④回答者に匿名感がある，というところであろう。

　短所としては，①あらかじめ回答方法が決められているので回答者の条件に柔軟に対応できない，②自己報告に依存しているので意識的・無意識的に回答をゆがめる可能性がある，③回答者の言語能力に依存しているので，幼児や高齢者には不向きである，④回答場面を観察することが困難である，というところであろう。

　投影法や作業検査法の長所は①あいまいな刺激であるがゆえに意図的に操作をすることができにくい，②被検者と1対1で施行することが多いので，柔軟な対応がしやすい，③観察をすることが可能である

　短所は，①実施に時間がかかる，②採点や解釈に熟練を要する，などがあげられる。

3節　個々の心理検査

　ここでは知能検査，パーソナリティ検査，神経心理学的検査，発達検査としてよく使われる代表的な心理検査を紹介していきたい。

1　知能検査

　医療現場で使われる検査の代表的なものは，ビネー式検査とウェクスラー式検査である。

　a　田中ビネー知能検査V　客観的な検査手続きの形で提示したのはフランスのビネーである。ターマンらがビネーの方法を改良し，1916年にスタンフォード・ビネー知能検査を作成した。わが国では1947年に田中寛一がスタンフォード版を改訂し，2歳級から成人級まで120問からなる「田中ビネー式知能検査」を作成した。1987年に全面改訂され，118問になっている。さらに2003年，時代に合わせて絵柄や内容を改訂し，1歳級から成人までの117問の「田中ビネー知能検査V」になっている。また1歳級以下の発達を捉える指標「発達チェッ

第 8 章　医療に役立つ心理テスト　113

年齢級	問題番号	問題名	合否	
2歳級	13	動物の見分け		③基準年齢が確定
	14	語彙（物）★4		
	15	大きさの比較		
	16	2語文の復唱		
	17	色分け	全問問題合格	
	18	身体各部の指示（主体）		
	19	簡単な指図に従う★7		
	20	縦の線を引く		
	21	用途による物の指示★9		
	22	トンネル作り		
	23	絵の組み合わせ		
	24	語彙（絵）★10,25,37		
3歳級	25	語彙（絵）★10,24,37	○	②1問でも不合格があればさらに下がる
	26	小鳥の絵の完成	○	
	27	短文の復唱（A）	○	
	28	属性による物の指示	○	
	29	位置の記憶	○	
	30	数概念（2個）	○	
	31	物の定義	○	
	32	shou	○	
	33	理解（基本的生活習慣）	×	
	34	円を描く	×	
	35	反対類推（A）	○	
	36	数概念（3個）	×	

年齢級	問題番号	問題名	合否	
4歳級	37	語彙（絵）★10,24,25	○	①開始年齢級（4歳）
	38	順序の記憶	×	
	39	理解（身体機能）	×	
	40	数概念（1対1の対応）	×	
	41	長方形の組み合わせ	×	
	42	反対類推（B）	○	
5歳級	43	数概念（10個まで）	×	④1問でも合格があれば上がり続ける
	44	絵の不合理★49	○	
	45	三角形模写	×	
	46	絵の欠所発見	○	
	47	模倣によるひもとおし	×	
	48	左右の弁別	×	
6歳級	49	絵の不合理★44	×	⑤全問不合格で終了（上限年齢級が確定）
	50	曜日	×	
	51	ひし形模写	×	
	52	理解（問題場面への対応）	×	
	53	数の比較★58	×	
	54	打数数え	×	

★は，同一の問題名のものと同じ問題を使用するが，合格に必要な正答数は年齢級によって異なっている。なお，右欄の①～⑤は，本例の4歳児に実施した年齢級の順番を示す。

図 8-1　田中ビネーの採点例

ク」が加わっている。

　田中・ビネー式検査は個別で施行をする。1歳児から3歳児までは各年齢級の問題は12問あり，各問1カ月に相当する。また4歳級から13歳級までは各年齢級6問あり，各問2カ月に相当する。生活年齢相当級から始め，全問正解すれば次の級に進む。全問間違えるまで検査を行う。生活年齢級の問題に全問正解しなければ，その下の年齢級に下がって全問正解するまで行う。全問正解した年齢級の1歳上が基底年齢となり，正解した問題数を加算して精神年齢を算出する。

　この検査は知能指数（IQ）が精神年齢÷生活年齢×100で算出される。

　たとえば，生活年齢4歳8カ月の被検者が精神年齢4歳5カ月を示したとする（図8-1）。

IQ＝4歳5カ月（53カ月）÷4歳8カ月（56カ月）×100＝95
すなわちIQ＝95となる。

b　ウェクスラー式知能検査　アメリカのウェクスラーが独自の知能観にもとづく個別式知能検査を考案した。対象とする年齢によって3種類に分けられる。それは成人用（16歳から89歳）のWAIS－III（ウェイスIII），児童生徒用（5歳から16歳）のWISC—III（ウィスクIII），幼児用（3歳10カ月から7歳1カ月）のWPPSI（ウィプシー）がある。ウェクスラー式知能検査は言語性検査（単語問題，類似問題，知識など），動作性検査（絵画完成，符号問題，積み木問題など）それぞれ6～7種類の下位検査から構成され，言語性知能（VIQ），動作性知能（PIQ），また，双方合わせた総合IQ（TIQ）が導かれる。

また，言語理解，知覚統合，作動記憶，処理速度という群指数が評価される。それぞれの下位検査の評価点のプロフィールが描かれ，下位項目間のばらつきをみることができる。

2　パーソナリティ検査

性格検査ともよばれているものではあるが，検査を1つ試行しただけでその人のすべてがわかるわけでもない。そのために，特徴の違ういくつかのテストを組み合わせて，いろいろな側面から理解しようとすることが必要になってくる。たとえば，質問紙法と投影法を組み合わせて使うことが多い（テストバッテリー）。

a　質問紙法

矢田部ギルフォード性格検査（Y-G性格検査）：この検査はMMPIと並ぶ代表的な質問紙形式の性格検査で，広く教育，臨床，産業などの諸分野で利用されている。アメリカのギルフォードの考案によるギルフォード性格検査をもとにしてわが国で作成されたものである。120問の質問項目があり，12の性格特性を測定するようになっている（抑うつ性，気分の変化，劣等感，神経質，客観性，協調性，攻撃性，一般的活動性，のんきさ，思考的外向，支配的，社会的外向）。またそれぞれのプロフィールパターンによってA型：平均型，B型：不安定積極型，C型：安定消極型，D型：安定積極型，E型：不安定消極型の5つの型に分類される（図8-2）。小学生用，中学生用，高校生用，一般用と年齢によって4つの形式がある。

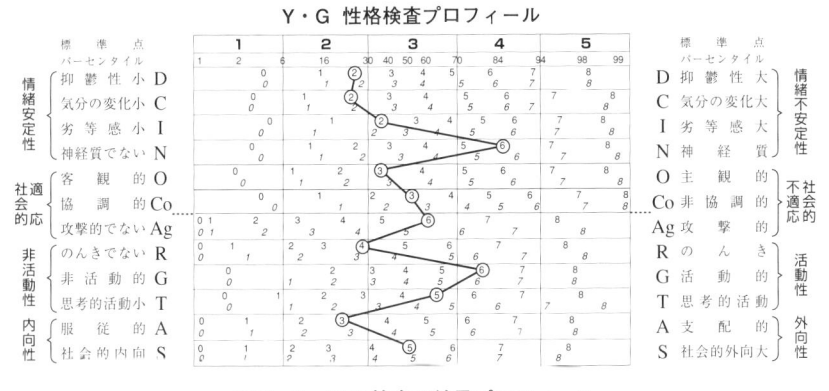

第8章 医療に役立つ心理テスト 115

図8-2 Y-G検査の結果プロフィール

エゴグラム（TEG-II）：この検査は，アメリカのバーンズの交流分析にもとづき，弟子のデュセイが自我の状態のそれぞれが放出していると想定される心的エネルギーの量をグラフ化することを考え創案した。55項目の質問に回答することで，CP（批判的親），NP（養育的親），A（おとな），FC（自由な子ども），AC（従順な子ども）の自我状態の程度をプロフィールに描くことができる。

b 投影法

ロールシャッハテスト：この検査はスイスの精神科医のロールシャッハが，子どもたちのインクのシミ遊びにヒントを得て作成した検査である（図8-3）。インクをたらして半分に折って開いた偶然にできた左右ほぼ対称のシミが描かれているカード10枚それぞれに対して，そのシミが何に見えるか（反応内容）を自由に言葉で表現してもらう（自由反応段階）。偶然にできたものなので特に正解はないことを強調する。その後，どの部分がそう見えるのか，なぜそのように見えるかを質問する（質問段階）。見えた領域（領域），どういうところから見えたのか（反応決定因）を明らかにするような質問をしていく。その反応の正確さ，明細化の度合い，反応の結合性の程度などを総合してその人の性格傾

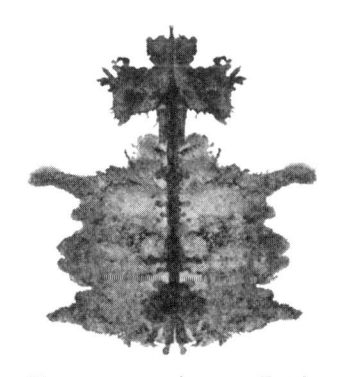

図8-3 ロールシャッハテスト

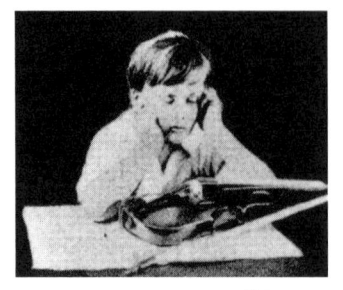

図8-4　TATの図版

向や自我機能の特徴をみていくものである。

TAT：マレーを中心としたハーヴァード大学心理クリニックのスタッフが考案した，絵に対してつくられる物語からつくった，人のパーソナリティの特徴を明らかにしようとする検査である。多様な受け取り方を許す場面を描いた30枚と，何も書かれていない1枚の白紙図版計31枚からなる（図8-4）。

　図版は男子女子成人児童共通図版，男子成人少年用（BMの記号），女子成人少女用（GFの記号）が成人男女用（MF）少年少女用（BG）の区別がある。好きな物語をつくり，以前にどんなことが起こったか，人々が何を感じどんなことを考えているか，そしてどのようになっていくかを話させる。過去，現在，未来についての物語をつくってもらう。

　そのストーリーから無意識的願望や葛藤，対人関係認知の様式や行動様式を明らかにしようとするものである。

　また子ども版として，擬人化された動物を主人公として描かれているCATもある。

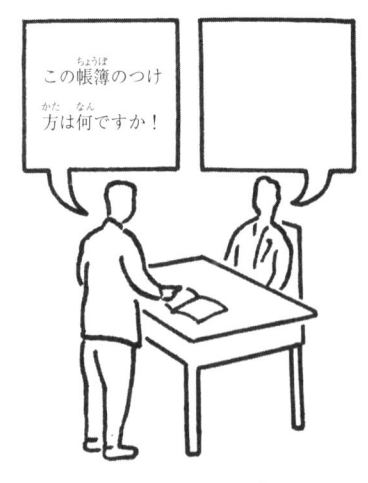

図8-5　P-Fスタディ

欲求不満テスト（P-Fスタディ）：ローゼンツアイクによって公刊されたものである。刺激となる場面は，日常的に我々が経験するようなフラストレーション場面が漫画風に描かれた24枚からなっている。登場人物はフラストレーションを起こさせているか，またはフラストレーションに関係するような発言をしている欲求阻止者が絵の左側に描かれ，右側には欲求不満を起こしている被欲求阻止者が描かれている（図8-5）。

　どんな風に右側の人物が答えるかを想像してその言葉を空欄に記入していく。

登場人物の顔の描写が省略されているのは，表情によって特定の反応を誘発するのを避けるためである。アグレッションの方向と型の２つの観点から分類する。外罰傾向（欲求不満の責任を他人や環境のせいにする），内罰傾向（欲求不満の原因を自分に向ける。罪悪感の程度や責任感の強さを示す），無罰傾向（欲求不満の原因は誰にもなく，仕方のないことだと原因追及を避ける）をみるものである。

児童用，青年用，成人用の３種類の形式がある。

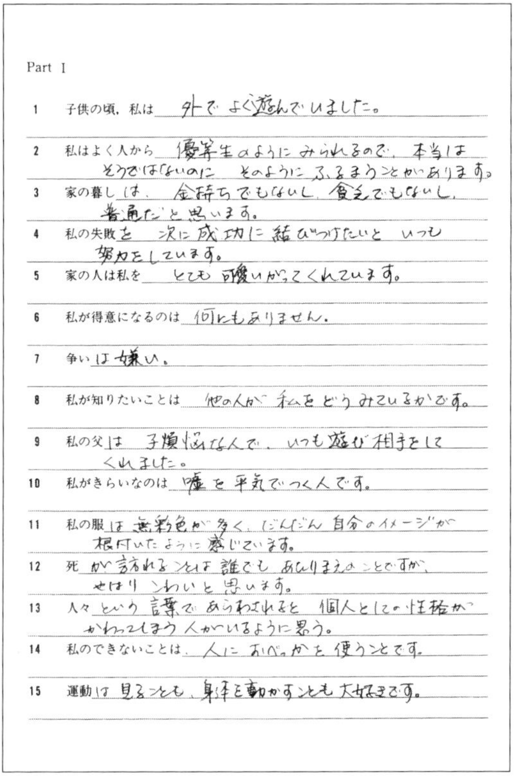
Part I

1　子供の頃，私は　外でよく遊んでいました。
2　私はよく人から　優等生のようにみられるので，本当はそうではないのに　そのようにふるまうことがあります。
3　家の暮しは，　金持ちでもないし，貧乏でもないし，普通だと思います。
4　私の失敗を　次に成功に結びつけたいと　いつも努力をしています。
5　家の人は私を　とても可愛いがってくれています。
6　私が得意になるのは　何にもありません。
7　争いは嫌い。
8　私が知りたいことは　他の人が私をどうみているかです。
9　私の父は　子煩悩な人で，いつも遊び相手をしてくれました。
10　私がきらいなのは　嘘を平気でつく人です。
11　私の服は無彩色が多く，だんだん自分のイメージが根付いたように感じています。
12　死が訪れることは誰でも　あたりまえのことですが，やはりこわいと思います。
13　人々という言葉で　あらわされると　個人としての性格がかわってしまう人がいるように思う。
14　私のできないことは，人におべっかを使うことです。
15　運動は見ることも，身体を動かすことも大好きです。

図８－６　SCT

文章完成法（SCT）：単語ないしは未完成の短文を刺激として与え，これから連想される内容を記入して文章を完成させる検査である（図８－６）。

構造化されていないあいまいな刺激は被検者により異なる反応を引き起こすので，この文章に投影された個人的な特性からパーソナリティを探りあてようとするものである。数的処理は行わず，カテゴリーとして知的側面，情意的側面，志向的側面（「私が心惹かれるのは…」「将来…」など），力動的側面（「私の不平は…」「私の気持ちは…」など）を決定因子のカテゴリーとして，身体的要因（「私の顔…」「私の眠り…」など），家族的要因（「家では…」「私の父…」など），社会的要因（「友達…」「世の中…」など）を項目として取りあげる。自己評価，家族関係，価値観などを知ることができる。

年齢によって小学生用，中学生用，高校生用，成人用の4形式がある。

バウムテスト：バウムとは，ドイツ語で木を意味している。スイス人のコッホが職業相談の領域から育てていった検査である。基本的な自己像をあらわし，被検者が自分自身の姿として無意識に感じているものを示しているという考えから生まれてきたものである（図8-7）。

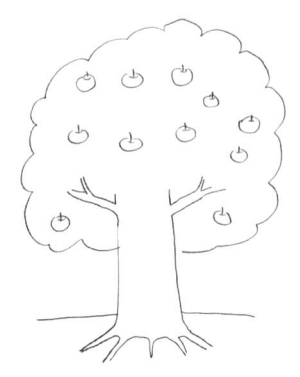

図8-7　バウムテスト

「実のなる木を1本描いてください」という教示で，実施は簡便である。用具は紙と鉛筆と消しゴムである。A4判の紙に4Bの鉛筆で描き，時間の制限はない。画面の木の位置や形態（幹，樹冠，枝，葉など），また筆圧などによって個人の性格を解釈する。

HTP：この検査は家屋（House），樹木（Tree），人物（Person）を画用紙に鉛筆で描かせ，それぞれに質問を加えてその人の性格を解釈していく検査である（図8-8）。

全体的評価（調和がとれているかなど），形式分析（位置，サイズ，筆圧，省略，歪曲など），内容分析（強調されているもの，特殊な対象の存在の有無など）を行う。描画の上手下手に捉われないことが大事である。家屋は成長してきた家庭状況をあらわし，どのように家庭状況や家族関係を認知し，どのような感情

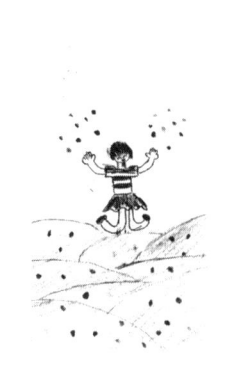

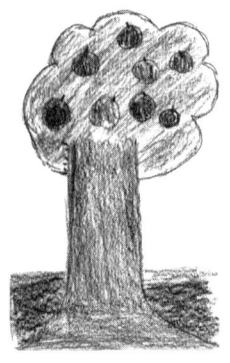

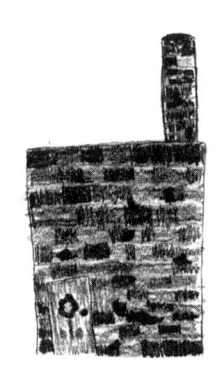

図8-8　HTP

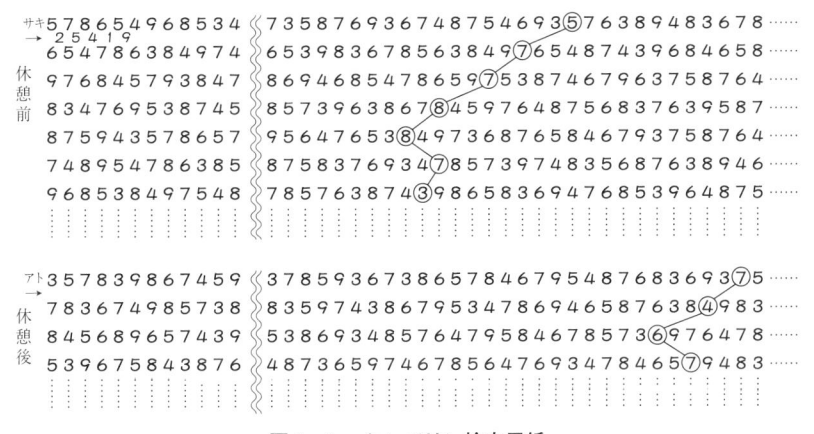

図8-9　クレペリン検査用紙

をもち，どのような態度を有しているかをあらわすことが最も多い。樹木は基本的な自己像をあらわすことが多い。人物は自己の現実像，または理想像をあらわすことが多い。

c　作業検査法

内田クレペリン精神作業検査：ドイツの精神医学者クレペリンが行った1桁の数字による加算作業を，心理検査法として広く定着させたのが内田勇三郎である（図8-9）。

1桁の数字が横に何行にもわたって印刷され，115個の数字が34行ある。加算作業で1分ごとに行をかえ，15分間行った後に5分の休憩をはさみ，さらに15分間の作業を行う。最終到達点を線で結ぶと曲線が描ける。これが作業曲線である。作業量と作業曲線のパターンで個人の性格特徴や意志の働きのあらわれを理解しようとするものである。作業の取り掛かり方，加算作業への慣れ，練習効果，疲労などの面から解釈をしていく。

3　神経心理学的検査

神経心理学が対象とする領域は，①失語や失行，失認などの高次脳機能としての言語や認知，行為の障害，②文字言語の選択的障害である読み書き障害，③記憶やその障害，④認知や注意，判断，学習，⑤痴呆，などである。ここで

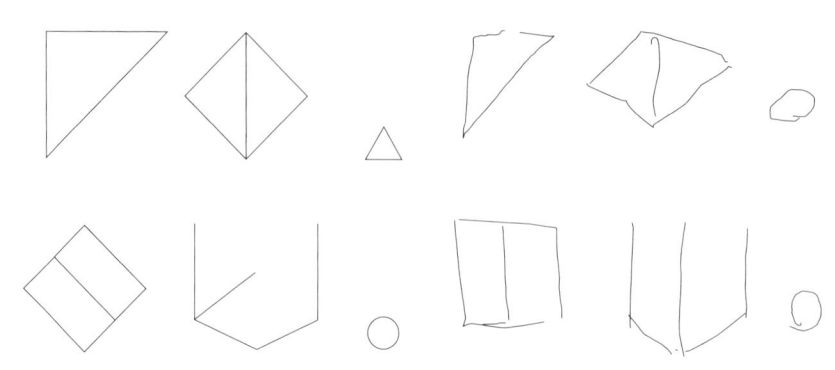

図 8-10　ベントン視覚記銘力検査の例
　＊ベントン視覚記銘検査図版形式Ⅰより(A)図版7,(B)図版10(Bentonより)

図 8-11　ベントン視覚記銘力検査の例
　＊(A)周辺図形の誤りの例。この例では右端の図形が前の図版から保続している。(B)大きい図形の誤りの例。左側の図形では回転(rotation)の誤りが，右側の図形ではゆがみ(distortion)が，それぞれ記録される。

は記憶に関する検査を紹介しよう。

　a　三宅式記銘力検査　三宅らによって1924年に考案された検査である。2つの単語が対になったものを10組含んだ単語リストを用いる。単語リストを読んで聞かせ，これを記憶させる。その後対になっていた単語の一方を提示し，もう一方の単語を再生させる。3回繰り返す。この検査は「たばこ－マッチ」「空－星」などの有関係語の対と，「娘－石炭」「つぼみ－トラ」などの無関係語の対について行う。60歳代健常人の平均成績として3回目の成績が有関係対語で平均9.9，無関係対語で平均5.4という数値をあげている。

　b　ベントン視覚記銘力検査　ベントンが1955年に発表した視覚性記憶の検査である。1966年に日本語版も発表されている（図8-10）。

　複数の単純な図形が同時に提示され，被検者は特定の提示時間の後に学習した図形を記憶により描画する。10施行が1セットになっており，はじめの2施行では1つの図形が，それ以降の施行では2つの大図形と1つの周辺図形が提示され，施行を重ねるごとに図形はより複雑なものになっていく。

　この検査では，正解した試行数（正答数），およびすべての施行で生じた誤りの数（誤答数）の2つの尺度で評価される。誤りの内容は，①図形の省略，

②ゆがみ，③保続，④回転，⑤おき違い，⑥位置の誤り，がある。

　c　ウェクスラー記憶検査改訂版（WMS-R）　前述の2つの記憶検査はそれぞれ聴覚的記憶検査，視覚的記憶検査であるが，この検査は双方を合わせた検査になっている。これはWMSの改訂版として1987年に出版され，2001年に日本語版が出版されている。

　視覚記憶指数，言語性記憶指数と遅延記憶指数にくわえ，注意・集中力指数を測定することができる。16歳から74歳までを対象にしており，記憶指数は年齢に応じて，平均が100となるように標準化されている。

　視覚性記憶の評価を目的とした下位検査としての記憶（前に見た図形をいくつかの図形の中から選択をする），視覚性対連合（図形と色を記憶し図形だけを見せ，対になっていた色を選択する），視覚性再生（幾何学図形を記憶し，再生描画をする）の課題が含まれる。言語性記憶の下位検査としては，言語性対連合（単語の対を聞かせたのち，一方の単語を提示して対になっていた単語を答えさせる）と論理的記憶課題（短い話を読み聞かせ，覚えた内容を再生させる）が含まれる。これらは30分後の遅延課題を合わせて施行する。注意・集中力指数は数系列の即時再生とその逆唱などより求められる。

4　発達検査

　一般的な身体検査によって，乳幼児の心身発達のゆがみを発見することは難しいことである。そこで，日常生活のあらゆる行動の観察や，特定の場面を設定して指示された行動を行なうなどで精神発達項目をチェックし，その程度をみていく検査である。

　比較的よく使われる検査は，①津守式乳幼児精神発達質問紙，②遠城寺式乳幼児分析的発達検査，③新版K式発達検査などである。

津守式乳幼児精神発達質問紙：津守真と稲毛敦子は乳幼児の日常生活場面の観察にもとづいて発達の診断を行おうとした。1～12カ月まで，1～3歳まで，および3～7歳までの乳幼児精神発達質問紙が用いられる。①運動，②探求，③社会（おとなとの関係，子どもとの関係），④生活習慣（食事，排泄，生活習慣），⑤言語についての具体的な行動が示されている。該当する生活月齢を中心にして，その前の月からはじめ，どの項目もできないという月齢まで尋ね

ていく。0歳～3歳までは発達指数を算出する。また発達輪郭表を記入する。3歳～7歳までは発達輪郭表を記入する。

5 病院で使われる心理テスト

a 精神科 精神科で使われる心理検査は非常に多い。統合失調症，うつ病の患者や社会不安，強迫性障害，認知症，摂食障害などの精神的不調をもった患者や幅広い年齢の患者が訪れる。その患者の人格構造や現在の状態についてのアセスメントのために行われる検査が多い。ロールシャッハテスト，HTP，バウムテスト，SCT，SDS，WMS-R，ADAS（アルツハイマー型認知症のための検査）などである。

b 心療内科 心的ストレスにより身体的症状が出ている患者が訪れる。CMI，TEG，STAI，SDS，ロールシャッハテスト，バウムテストなどがよく使われる。

c 神経内科 認知症，失語，失認などの患者がいる。知能検査や神経心理的検査を行う。WAIS-III，長谷川式簡易痴呆検査，ベンダー・ゲシュタルトテスト，ベントン視覚記銘力検査，標準失語症検査などである。

d 脳外科 脳血管障害，頭部外傷や脳腫瘍の手術後の患者に対して後遺症があるかないかを検査することが多い。術前との比較をすることもある。知能検査や神経心理学的検査を施行することが多い。

e 小児科 発達検査や知能検査を施行することが多い。言語的にも表現が十分とはいえない患者も多いし，比較的抵抗なく実施できる描画テストもよく使われる。

テストを施行し，その結果からアセスメントをする。結果を十分に吟味したうえで解釈にあたる。結果を患者にフィードバックする際，テストそのものが診断名をつけるものではなく，治療をするうえでの患者の発揮しきれていない可能性をみつけ，将来に役立つアドバイスをすることである。

単なる興味や，やり方を知っているからやらせてみようという安易な姿勢で心理テストを行うことは，患者のためになるはずもなく，むしろ害になる可能性も大きい。テストを熟知していることはいうまでもなく，どのテストが治療に役に立つ情報を提供するかを知っておくことは不可欠である。

第9章
医療に役立つ心理療法

　臨床場面では，子どもからおとなまで実にさまざまな人と出会う。援助をしていくためには，信頼関係を築き，適切なコミュニケーションをとることが必要である。
　本章では，心理療法・カウンセリングの過程や面接技法を紹介する。それをとおして人間理解や関係理解の視点を学び，患者とのかかわりに応用していくことをねらいとする。

1節　心理療法における「関係」

心理療法とは、人と人とのかかわりを通して、心の問題を解決するための援助技法である。類似のことばとして、カウンセリング、臨床心理面接などがあるが、ここではこれらを特に区別せずに用いることにする。対象は個人であることが多いが、集団（家族など）に対して行われることもある。

心理療法は、心の悩みや症状を抱え、その解決を望んで治療・相談機関に来談した人（クライエント）と、心の問題やその援助についての専門家（セラピスト）との出会いにはじまる。心の問題への取り組みは、クライエントが主体的に自分を振り返り、解決の糸口をみずから見つけ出そうという構えをもたなくては成り立たない。セラピストは、答えを教えるのではなく、クライエントが自分の課題に取り組めるような働きかけを行う。そのための技法の習得がセラピストには求められる。

クライエントとセラピストは、原則として、決まった日時と場所で継続的に面接を重ねていくことになる。心理療法のプロセスでは「関係」が重要な役割を果たしており、日常生活の人間関係とは質的に異なった関係が展開される。

本章では代表的な心理療法の考え方や具体的な技法の一部を紹介しながら、事例をとおして考える。看護の場面は心理療法とは異なるが、患者の心理や行動を理解し、かかわっていく際、とくに外見からは気持ちが読み取りにくく、対応の難しい事例において心理療法の考え方が参考になることは少なくないと思われる。なお、事例はすべて架空のものであるが、複数の実例をもとに構成してある。

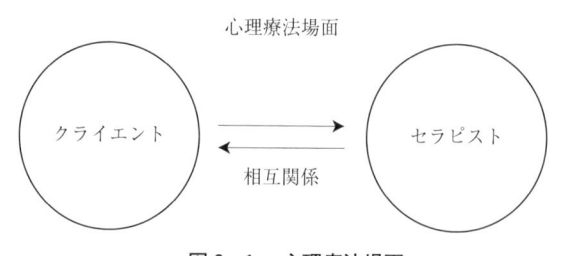

図9-1　心理療法場面

2節　関係のはじまり

1　クライエントを知る

　心理療法は，医療だけでなく，教育，福祉，司法，産業など幅広い分野で行われているが，共通して，最初に受理面接，あるいはアセスメント面接とよばれる，1回から数回の面接において，クライエントが抱える問題やその背景について話を聴き，見立てをして援助方針をたてる。そこでは次のような情報を把握していくことになる。

(1)　問題（悩みや症状）：主訴として語られるものである。何をどのように困っているのか，いつから始まったことなのか，これまでどのように対処してきたか，など問題をめぐる経過も含めて尋ねる。

(2)　生活史や家族歴：現在に至るまでのその人の成長発達の過程を把握しておく。家庭，学校，職場などにおける適応状況，対人関係，具体的なエピソードを尋ねる。子どもや障害をもった方の場合，心身の発達という視点からの情報も必要である。

(3)　来談経過と動機づけ：どうして今，この治療・相談機関を訪れたのか，ということも，クライエントの問題意識やパーソナリティの特徴を知る手がかりとなる。何を求めているのか，どうなりたいのか，また，自発的な来談なのか，誰かに紹介されてきたのか，など。

(4)　現在の生活と自己意識：クライエント自身が認識している自分の性格や行動パターン，毎日をどのように過ごしているか，趣味など関心を向けていること，など。

　これらをとおして，クライエントの「人となり」，精神的健康度，発達水準などの見立て作業を行う。そして，ここで心理療法を導入することが適切かどうかを含め，何を目標にして，どのような援助をしていくのがよいかを判断する。その過程でも，クライエントの気持ちに添って話を聴いていくことは大切である。実際に何が起きているのかという客観的事実を把握することと，それがどのように体験されているのかという，クライエントにとっての主観的真実を受けとめ理解すること，この2つの視点をセラピストは同時にもって面接に臨む。

臨床心理アセスメントは，面接だけでなく，行動観察や各種心理検査を活用して行われることも少なくない。また，家族などから話を聴いて，多面的に状況を把握する必要が生じる場合もある。さらに，心理療法の初期段階での見立ては，その後の面接を重ねるなかで少しずつ修正され，クライエントへのより深い理解を目指していく。

2　セラピストの役割

　鑪　幹八郎（1983）は，受理面接をするときのセラピストの役割として，①「耳でする仕事」（言語的な交流），②「目でする仕事」（表情・動作・話しぶりなどの非言語的なコミュニケーションへの注目），③「前論理的レベルの仕事」（セラピストのなかに伝わってくる感情やクライエントのイメージ），④「思考を用いてする仕事」（クライエントのパーソナリティ特徴を捉え，顕在化した症状や問題の意味や形成過程についての仮説をたてる）という4つの仕事があると指摘している。つまり，話を聴くだけではなく，クライエントについてあらゆることを情報としてキャッチし，理解を深めていく姿勢が必要だといえる。

　心の問題というのは，はっきりと目に見える形であらわれるものではない。不安，抑うつ，あるいは無気力といった気分の変調であったり，何か特定の物事が気にかかる，何度も同じことを繰り返してしまう，など思考や行動上の不都合であったり，さまざまなあらわれ方をする。しかし，その背景には，その人が生まれつき持っている特性や，これまでの生活経験が複雑に絡み合って，現在の状態がつくられている。クライエント自身も外側にあらわれた問題と内面に潜む深層の問題との関係を自覚しているわけではない。ことばによって語られること以上に，半ば無意識に発せられているメッセージを，セラピストは読み取り，それらをつなぎ，クライエントと一緒に考えていく。

　治療・相談に訪れる人は，現在の状態に悩み，それを変えたいと強く望む一方で，自分を知られることへの不安や戸惑いも感じている。渡辺雄三（1991）は精神科臨床での経験から，病院を受診したクライエントのなかに引き起こされているであろう，いくつかの感情について述べている。セラピストから「支配されるという不安」「破壊されるという不安」「罰せられるという不安」「暴かれるという不安」，そして「救われるという幻想」「完璧であるという幻想」

が生じているという。自発的な来談・受診であっても，セラピストや治療場面に対する不安や，ときに恐怖や敵意などの否定的な感情がわくというのは不思議な気がするかもしれないが，心の問題に取り組むというのはそれほど大きな負荷がかかることなのだといえる。治療や相談に通いたいという気持ちと，もうやめたいという気持ちは，その後の面接過程においても常に生じている。セラピストはそのときどきのクライエントの気持ちや葛藤をていねいに聴き，共有していくことを心がけている。

3　契約を結ぶ

継続的な心理療法を開始するにあたって，セラピストはクライエントとの間で面接に関するルールや約束事を取り決める。治療契約とよばれる。主な内容として次のようなものがあげられる。

(1) 心理療法の目標：クライエントのニーズや希望をふまえ，セラピストの見立てや方針を伝え，話し合う。クライエントが抱えている問題の解決，現実生活の適応改善，自己理解についての，具体的な目標が設定される。初期の段階で問題のすべてが明らかになっているわけではないので，面接が進むなかで目標は修正されていく。

　心理療法やカウンセリングのイメージや概念が，クライエントとセラピストとでは異なっていることもあるため，何ができるか，どういう方向に進めていきたいか十分に話し合うことは大切である。緊急性のある切迫した問題や病理の重いクライエントには，深い内面探索的なアプローチはあまり有効でなく，現実適応促進的なガイダンス中心の面接が必要となる場合も少なくない。また，自分（の属している治療機関）が引き受けることが適切かどうかについても検討する。内容や目標によっては別の治療・相談機関を紹介する場合もある。

(2) 面接の日時や間隔：心理療法は毎回同一のセラピストが決まった日時と場所で面接を行う。たとえば「毎週月曜の1時から50分間」というように，特定の曜日，時間，そして間隔を決めることが通例である。心の深層を扱っていくための面接場面は，日常の職場や学校，家庭における対人場面とは異なった状況となり，現実生活とは何らかの切り替えをして臨むこと

になる。自分自身に向き合うことは，ときとして苦痛も伴う。したがって，安心して取り組むためには，こうした物理的な「枠」を設けることや，セラピストが中立的態度を保つことが必要となる。面接という「枠」があることによって自由に内面を語ることができる。関連して，休むときの連絡方法，日時の変更をするかしないかなどについてもあらかじめ決めておく。

(3) 守秘義務などの確認：心理療法の場面で扱われる話題は，日常的な会話で語られる内容とは異なっていることも少なくない。クライエントが抱える悩みや心理的な問題に関連して，その人にとって重要な，誰にもうち明けていない事柄や気持ちも表現されることになる。したがって，秘密が守られるという保証をすることは，大きな意味をもつ。チームでの治療体制が整っている場合は，そのなかでどこまで情報を共有するか検討しておく。クライエントとの間では，基本的に内面の気持ちについては秘密が厳守されるが，人生や進路に関する選択・決断（結婚・離婚，休学・復学・退学，休職・復職・退職など）については必要に応じて関係者とも連携が必要であること，生命の安全にかかわること（自分や他者を傷つける可能性の阻止）については守秘よりも優先されること，ただしその場合でもまずはクライエント自身と十分に話し合うことなどを確認する。

3節　信頼関係を築くために

1　クライエント中心療法から学ぶ

ロジャーズにより1940年代に創始されたクライエント中心療法は，当時ガイダンスが主流であった心理療法に一つの転換をもたらした。彼は「何が傷つき，どの方向にいくべきか，どんな問題が決定的か，どんな経験が深く隠されているか，などを知っているのはクライエントだけである」と述べ，人間の中にある自己成長力を信頼することを第一に考えている。セラピストから助言や指示を与えることはせず，クライエントの主体的な自己選択を援助することに徹した。

クライエント中心療法におけるセラピストの3条件として，ロジャーズは「純粋性」「無条件の肯定的関心」「共感的理解」を掲げている。

(1)「純粋性」（関係のなかでの自己一致）とは，ありのままの自分でいるこ

と，自分の内面で起きている感情や態度に開かれていることである。「自分はどういう人間か」「何ができるか」「どうありたいと思っているか」など，意識している自分の姿（自己概念）と，さまざまな場面で実際に経験することとは必ずしも一致しない。自己概念と合わない経験は「たまたま偶然の出来事だ」「自分とは関係ない」などと歪曲されたり，否認されたりすることがある。そうした不一致が大きいと，不適応感は増大する。「これも自分なのだ」と経験が自己概念に統合され，自己一致に向かうことは，心理療法の目標でもある。

(2) 「無条件の肯定的関心」とは，クライエントに対して積極的な関心を向け，セラピストの個人的な価値観や道徳的な判断などを押しつけることなく，クライエントの気持ちや考えを受けとめることである。ただし，安易に同意したり，放任したりすることとは異なる。クライエントのことばや非言語的メッセージから，「今何を伝えようとしているのだろう」「どんな風に感じているんだろうか」と集中することである。

(3) 「共感的理解」は，相手の立場にたって考えること，相手が感じているように自分も感じることである。ただし，相手に同一化してしまうことではない。「こういう気持ちになったのですね」と伝え返し，共有することで，クライエントの自己理解を促進することにもなる。

2 応答の仕方を考える

クライエントの自己成長力を信頼し，働きかけていくセラピストの姿勢は，まずは傾聴することが基本となる。クライエントの話にしっかりと耳を傾け，理解したことを伝え返していくことは，「あなたがあなたとして今ここに存在していることを尊重している」という暗黙の承認，支持ともなり，クライエントの安心感や信頼感，そして気づきを促進する。しかし，「聴く」という行為は実は簡単なことではない。事例1を見てみよう。

【事例1】
　中学2年生のAは，夏休み明けから不登校になった。理由を言わないので，心配した母親に連れられて受診した。それまでのAは，優等生で両親にとって自慢の子

だったが，Aには親の期待がかなり重荷になっていることが見てとれた。また，ときに反抗的なことばを発するようになったAに対して，母親は明らかにがっかりしている様子であった。外来で心理療法が導入された。数回の面接が経過した頃，小学生時代のエピソードが語られた。Aは公園に捨てられていた仔猫を見つけ，家で飼おうとしたのだが，母親に叱られ，翌日Aが学校へ行っている間に，どうやら母親が再び仔猫を捨てに行ったらしい。「あの猫とおなじように，いつか母さんも捨ててやる！」と，Aは涙を浮かべながら強い口調で言い放った。

セラピストは，この面接場面でAに対してどのような応答をするだろうか？単一の正解があるわけではない。実際には，クライエントの特徴やセラピストとの関係，ここに記述されていない多様な条件によって発言の意味は異なってくる。いくつか例をあげながら検討してみよう。

　　a　**忠告や助言**　「お母さんを捨てるなんて，ひどいことを言ってはダメだよ」と注意や叱責をするのは，おそらく有効ではないだろう。「冷静にお母さんと話し合ってみたらどう？」などといった助言も同様である。Aはそういった常識性はもっており，理屈では十分にわかっているにもかかわらず，激しい怒りを表明したくなったという気持ちを受けとめることが先決だと考えられる。

　　b　**同意や肯定**　「お母さんに対して腹をたてた，あなたの気持ちはよくわかるよ」と伝えるのはどうだろうか。ネガティブな感情を出しても受けとめてもらえるのだという安心感をもてる場づくりは，Aにとって重要である。このとき，気をつけなくてはならないこととして，機械的な口先だけの応答になってはいないだろうか，逆にセラピストの思い入れが強すぎて感情的になってはいないだろうか，といったセラピスト側の自己点検である。

　　c　**質問や確認**　「そのときお母さんはあなたに何と言ったの？」「仔猫を連れ帰りたくなったのはなぜ？」など，質問をして事実確認をすることは，ときとして必要である。クライエントの心境を理解するには，十分に話を聴かないとわからない。また，状況を説明してもらううちに，クライエント自身が自分の心の動きに気づくこともある。しかし，あまりにも事実経過にこだわりすぎると，感情が置き去りになってしまうおそれがある。

このように考えると，過不足のない応答，受容と共感は，決して簡単ではな

いことがわかる。クライエントの存在を尊重し、気持ちに寄り添うには、セラピスト側も自分を振り返り、自分自身に対して正直であることを心がけたい。

4節　関係の意味を探るために

1　精神分析療法から学ぶ

　20世紀初頭にフロイトによって創始された精神分析は、心理療法の源流として重要な位置を占めているだけでなく、人の心のしくみやはたらきについての理論体系として、その後に大きな影響を与えている。

　治療法としての精神分析の特徴を、以下に要約する。

(1)　無意識の存在：フロイトは、心の深層部分に抑圧された感情や葛藤が症状を形成するもとになっており、これを意識化することによって症状が消失することを発見した。無意識は誰の心のなかにも存在するものであり、日常のふとした言動や夢、芸術作品などにもあらわれる。

(2)　心理力動的な考え方：精神的な症状形成や日常の行動傾向は、その人なりに周囲の出来事や人間関係に適応するための一つのあり方である。幼少期にさかのぼる過去の体験が大きく影響していると考えられている。それは客観的な事実というより、むしろ、クライエントにとっての内的リアリティとしての意味をもつ。

(3)　自由連想法：無意識の意識化のために、フロイトが考案したのは「心に浮かんだことは何でも話していく」というやり方である。この方法は治療的退行を促進し、クライエントはセラピストに対しても、さまざまな感情や葛藤を表明するようになる。

2　関係のなかで何が起きるか

　何でも自由に話してよいという状況は、一方でクライエントに戸惑いや不安をもたらす。心理療法の面接のなかで相談する内容は、日常生活で誰にでも気軽に話せる内容ではないことが多く、自分の悩みや弱さを開示するのは勇気のいることである。笑われないか、嫌われないか、叱られないか、あるいは、このセラピストを信頼してよいのか、治療は本当に役にたつのか、などさまざま

な疑問が生じる。事例2を見てみよう。

> 【事例2】
> 「人前で話すとき緊張する。自分に自信がない」という主訴で通院中のBとの面接では、毎回、職場での不満が繰り返し話題となっていた。「自分の仕事が認められていない気がします。提案しても無視されるような……」。不全感をもちながらも、Bは仕事を休むことなく、頑張っていた。セラピストには少し無理をしているBの姿が気にかかっていた。10回ほど面接が経過したとき、「最近は後輩から相談されることもあるんですよ。こんな自分が相談に通っているなんておかしいですね」。その次の回は珍しく、面接を休むと連絡が入った。さらに、その後の回では、「もうここへ来るのはやめようかな。あまり変化もないし」と述べ、主訴であるB自身の内面については十分に深まらないまま、面接は中断となった。

Bの言動にはどんな意味があるだろうか。セラピストはどのようにかかわるとよかったのだろうか。いくつかのポイントを検討していこう。

 a　治療抵抗 Bは有能であるべきという信念をもっており、それに合致しない自分を受け入れかねていた。これは先に紹介したロジャーズの自己不一致の状態としても説明できるが、悩みを抱え治療に通うこともBにとっては認めがたく、治療を受けることへの抵抗が生じて、ついには通院をやめるという選択に至ってしまったと考えられる。抵抗は、面接を休む、遅刻する、重要と思われる話題を避ける、などの行動によって示されることがある。心理療法が開始されて10回前後経過すると、当初の問題や悩みが一段落し落ち着くこと、自分の心のなかをさらに深く探索し、より中核的な問題へと展開する時期にさしかかるため、不安や躊躇がはたらきやすい。

 b　転移感情 クライエントがセラピストに対して抱く、無意識的な感情やそれにもとづく言動を転移という。過去の重要な人物（両親など）に向けられていた関係のあり方をセラピストに置き換えて反復されたと考えられる。依存や理想化などの陽性転移、不信や敵意などの陰性転移がある。面接を継続していく原動力ともなる反面、過度に面接を長期化させたり、逆にBのように突然の中断を招くもととなる。「認められていない」「無視される感じ」もセラピストへの間接的なメッセージかもしれず、過去、現在の多様な場面を重ね合わせ

て心情をキャッチし，話題として取りあげていくことによって，むしろ面接は進展する。また，「相談される立場になった」という話は，セラピストをモデルとして取り入れようとする心の動きとも考えられる。

　c　逆転移　セラピストからクライエントに向けた感情や言動のことで，転移と同様に，セラピスト自身の過去の対人関係の反映である場合と，クライエントからの転移に応じるように生じた場合とがある。特定のクライエントに対する不快感，無力感，あるいは過度の好意など自分が何かこだわりを持っていることに気づいたときは，セラピスト自身の自己分析とともに，「このクライエントの何が私にこの感情をもたらしているのだろうか」と自問し内省することで，それまで見逃していたクライエントの特徴や訴えに気づく手がかりにもできる。

　d　明確化と直面化　Bの面接のなかで見られた，認めてもらえないと感じることのつらさ，不全感をもちながら頑張りすぎてしまう態度などは，現在の悩みの背景要因の一つである。B自身は自分が相談に通う立場ではなくなってきたと述べたりして，自分の特性に気づいていない。なぜそう感じるのか，実際には何が起きたのかなど，ていねいかつ具体的に話題として取りあげていくことが有益であろう。

　精神分析では，外側に示された行動や症状の意味を内側にある感情や特性と関連させて解釈することが多い。多面的に意味を探っていくことによって，より深い理解につなげていきたい。

5節　かかわり方を工夫するために

1　芸術療法から学ぶ

　心理療法の面接は，基本的に言語的交流を中心として成り立っているが，ときに言語表現以外の媒介を用いた面接が効果的なこともある。代表的なものとしては，箱庭療法，コラージュ療法，心理劇などがあげられる。また，描画法は心理検査として開発されてきた経緯があるが，最近では面接の手段としても比較的多く用いられている方法である。風景構成法，なぐり描き法（スクイグル，スクリブル），色彩分割法など数多くの描画技法が考案されている。その

ほか，音楽，造形（粘土，陶芸など），舞踏，詩歌，写真，園芸など，多方面の創作活動が活用されている。

芸術療法の意義と目的は，大きく次の2点に集約できる。

(1) 自己表現の手段：言葉では言い尽くせない心の内を表現できる。自分を出すこと自体が，カタルシス効果を生む。それに加えて，それまで明確に意識していなかった自分に気づき，自分を客観視するために役立つ。また，言語表現が十分に発達していないクライエントにとっては，文字どおり言葉に代わる表現手段となる。

(2) コミュニケーションの手段：セラピストにとって，クライエント理解の助けになることはいうまでもないが，重要なのは作品とその制作過程をいっしょに味わうことである。「関与しながらの観察」（サリヴァン）という視点をもち，体験を共有することが相互のかかわりを深める。

芸術療法の導入にあたっては，クライエントの創作活動に対する親和性の有無，基盤にある治療関係の熟成の度合を考慮する。クライエントが自分を表現するのに最もふさわしい方法を選択していくことが必要である。

2　その他の心理療法

現在，心理療法にはかなりの種類がある。現場の臨床心理士が多く用いている技法としては，本章でとりあげた，クライエント中心療法，精神分析療法とならんで，認知・行動療法がある。これは，悩みや症状の成り立ちを，誤って学習され習慣化した不適応行動や不合理な思考パターンとして位置づけ，それを消去・改善していくための行動変容を目指すものである。ウォルピによる系統的脱感作法，スキナー理論にもとづくオペラント法，社会学習理論をもととするモデリング法，ベックに代表される認知療法，シュルツの自律訓練法など，多様な技法があり，問題に応じて適応される。ターゲットとなる問題を明確化し，段階的に取り組んでいくプログラムを作成し，新しい行動や思考の仕方を身につけていく。その過程でクライエントは，自分の特徴を知り，セルフ・コントロールの方法を学習していくことになる。

幼児や児童を対象とする場合には，遊戯療法が用いられることが多い。その理論的背景としてはクライエント中心療法の流れをくんでいるもの，精神分析

療法を基盤とするものがある。面接室ではなくプレイルームが用意され，「遊び」がことばの代わりの役割を果たすことになるため，多様な自己表現が可能になるような遊具を揃えておく。子どもの心理療法と並行して，その親を対象とした面接が行われることも多い。

さらに，個人だけでなく，家族全体を対象として合同面接を行う方法もあり，家族療法としていくつかの技法が開発されている。家族内のコミュニケーションのあり方などに焦点づけ，家族成員の気づきを促し，新しい関係パターンを形成するような介入をしていく。

そのほか，日本で生まれた心理療法である，森田療法，内観療法，身体の姿勢や動きをとおして心に働きかけるアプローチとしての動作法などもある。それぞれの技法の詳細については，参考文献を手がかりに学んでほしい。

3 セラピストのあり方

どのような技法を用いた場合においても，面接が継続されていく過程で，クライエントにとってセラピストとの「関係」は重要なものとなっていく。心理療法における関係性の特徴は，「深い」けれども「親しくはない」ということだといえる。クライエントの潜在的な自己成長力を信頼，尊重し，最終的にはその人なりの自立に向かうことが目標であり，問題解決の見通しがついたら「別れていく」ことが前提の関係でもある。

セラピストが面接場面でナマの自分を表出することはめったにない。しかし，かかわりのなかで感情は動いている。それを無理やり押し殺してしまうのではなく，個人的な感性を大切にしながら，それに流されないというバランスを保ちたい。相手の心の機微を受けとめるためには，自分自身に対しても敏感でなくてはいけない。自己点検のために，担当している事例の面接経過についてのスーパーヴィジョンを受けたり，専門家のみのクローズドな研修会で事例検討をする，といった研修の継続も重要である。

また，クライエントのプライバシーを守ることのみならず，面接やアセスメントなどを行ううえでのクライエントの心身の負担を考慮すること，事前の説明と合意など，倫理的配慮を忘れてはいけない。心理療法での「話す・聴く」という行為は，一見危険を伴うことには思えないが，セラピストの不用意な発

言がクライエントの気持ちを深く傷つける場合もあり得るし，自分についての情報がどのように扱われるのか不安に感じるクライエントは少なくないと思われる。あまりに神経質になってかかわるのは逆効果であるが，社会的責任を自覚し続けることは大切である。

この章では，クライエントとセラピストとの「関係」をテーマにしてきたが，医療や教育など対人関係を基盤とする仕事に従事している人々の「燃え尽き」という現象が，1970年代から注目されている。

これは「長期間にわたり人に援助する過程で，心的エネルギーがたえず過度に要求された結果，極度の心身の疲労と感情の枯渇を主とする症候群」と定義され，不安，いらだち，緊張などの情緒的ストレスや，頭痛，不眠などの心身症的な問題を生じる。そのような問題の背景として，献身的で責任感が強く達成志向の高いパーソナリティ傾向，過重で複雑な内容でありながら成果が目に見えにくい性質の仕事であることなどが指摘されている。

私たちは，クライエントとの治療関係だけでなく，職場の同僚や他職種スタッフ，さらに自分自身の家族や友人など，いろいろな人とかかわりながら，日々生きている。そうした身近な人間関係を，ときに悩みながらも総体として楽しむことができるかどうかが，セラピストの精神健康維持のポイントといえるだろう。

第10章
患者心理のメカニズム

　本章では，まず，患者の心理を理解する視点を解説したのち，患者の不安や死の心理，年代別にみた患者の特徴などについて，若干の事例にふれつつ述べる。その後，現代の医療で重要なテーマである医療職者とのコミュニケーション，インフォームド・コンセント，悲嘆のケアなどの患者・家族からみた医療について考えてみたい。患者心理のすべてを取り上げることはできないが，患者や家族のおかれた状況・心理への理解を深め，相互の信頼感にもとづいた医療を行う手がかりとなろう。

1節 患者心理をみる視点

1 患者心理を理解するための基本的な視点

　本書の第1章から第7章までで，人間の心理と行動を理解するための基本的な知見が得られた。それらから明らかなように，人間行動は，客観的な事実にもとづくものではなく，むしろ，人間によって認知された"心理的世界"にもとづくものである。

　"患者心理"というと，何か特殊な心理状態を考えがちである。しかし，何らかの疾患や外傷を負った患者であっても，その心理や行動のすべてが，それらの疾患・外傷に固有のものとは限らない。疾患や外傷を負っているとはいえ，その心理・行動のほとんどは，本書前半に示された心理学の基本的な知見から了解することができる。

　さて，患者心理に限らず，人間のさまざまな悩み，あるいは心理・行動上の問題や症状を理解し，それにもとづいた援助を考えるうえでは，対象者の心理・行動の様相を的確に把握することが重要である。そこでは，心理学の基本的な方法である，観察，面接のほかに，心理テストや各種の尺度が用いられる。また，それぞれの疾患の患者の心理に共通する特徴についての知識は，個々の患者理解の背景的な情報として参照できる。

　こうして収集された個々の患者についての情報から，その心理・行動を理解するためには，図10-1に示した2つの視点が有用である。その1つは，発達的，時間的な視点である。すなわち，患者のこれまでの発達過程や，心理・行動上の問題形成の由来・経過について，「どのようにしてそうなったか」という見方をするものである。たとえば，発達課題の達成状況や，正常発達のプロセスにおいて獲得されるべきものが獲得されているか，また，心理・行動上の問題に，時間的に先行して，影響を与えているものを探るのである。

　第2には，ある時点での患者の心理・行動に影響しうる状況や心理メカニズムを明らかにするという，「なぜそうなったのか」という視点である。たとえば，ストレスフルな状況におかれていないか，葛藤や欲求不満を生じていないか，防衛機制による反応ではないか，などをみていくものである。

```
┌─────────────────────────────────────┐
│ 心理行動上の悩み，問題・症状が      │
│ 適応・不適応の上でもつ意味を考える視点 │
│ ◎なんのためにという視点             │
└─────────────────────────────────────┘
                    ↑
┌──────────────────────┐   ┌──────────────────────┐
│ 発達的・時間的視点    │   │ 状況的・心理メカニズム的視点 │
│ 例：発達課題の達成状況，│ + │ 例：ストレスフルな状況，│
│ 発達プロセス，        │   │ 葛藤・欲求不満の有無，│
│ 心理的問題形成の由来  │   │ 防衛機制による反応などから│
│ (時間的関連性)        │   │ みる視点              │
│ からみる視点          │   │                       │
│ ◎どのようにしてそう   │   │ ◎なぜそうなったかの視点│
│ なったかの視点        │   │                       │
└──────────────────────┘   └──────────────────────┘
                    ↑
              ┌──────────────┐
              │ 心理学の基本的知見 │
              └──────────────┘
```

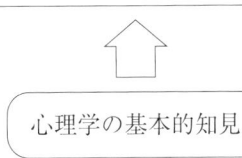

図10-1　患者心理をみる視点

　そのうえで，最終的には，患者のそういう心理状態が，適応・不適応のうえでどういう意味をもち，どう影響しているかを考えることが重要である。すなわち，「なんのために」そういう心理・行動をとるのかという視点をもつことである。これにより，患者心理の理解が深まるだけでなく，援助への手がかりも得られるであろう。

2　援助を考える視点

　身体的ケアと同様に，心理・行動面についても，個々の患者の状況に応じた援助を考える必要がある。しかしながら，臨床実践の場においては，アセスメントの結果と援助の方針や，具体的方法との間に関連性がないことも多いので留意したいところである。心理面への援助の方法については，本書第9章や第11章に示されているので，そちらを参照してほしい。ここでは，患者自身の自己実現について，1つの考え方を示しておきたい。図10-2は，難治性・進行性の疾患の子どもを想定したものではあるが，おとなについても，とくに慢性

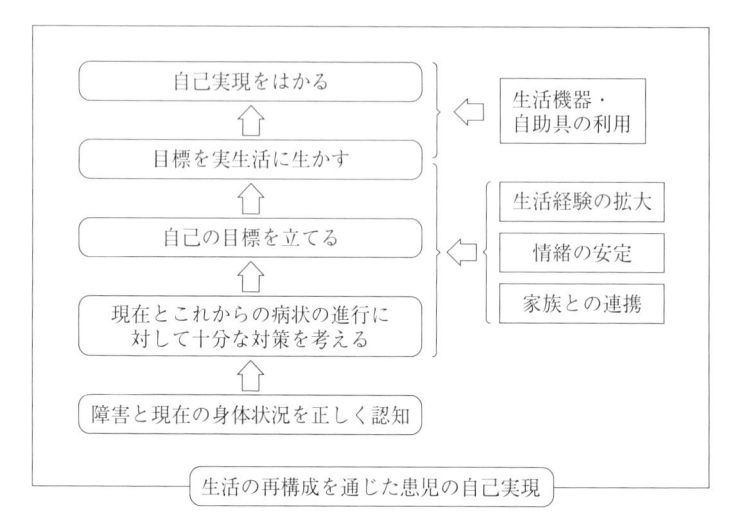

```
┌─────────────────────────────────────────────────┐
│        ┌──────────────┐      ┌──────────┐       │
│        │ 自己実現をはかる │  ⇐  │生活機器・  │       │
│        └──────────────┘      │自助具の利用│       │
│              ⇧               └──────────┘       │
│        ┌──────────────┐                         │
│        │目標を実生活に生かす│                         │
│        └──────────────┘      ┌──────────┐       │
│              ⇧               │生活経験の拡大│       │
│        ┌──────────────┐  ⇐  ├──────────┤       │
│        │ 自己の目標を立てる │      │ 情緒の安定 │       │
│        └──────────────┘      ├──────────┤       │
│              ⇧               │家族との連携│       │
│    ┌──────────────────┐      └──────────┘       │
│    │現在とこれからの病状の進行に│                         │
│    │対して十分な対策を考える  │                         │
│    └──────────────────┘                         │
│              ⇧                                  │
│    ┌──────────────────┐                         │
│    │障害と現在の身体状況を正しく認知│                   │
│    └──────────────────┘                         │
│     ┌────────────────────────┐                  │
│     │生活の再構成を通じた患児の自己実現│                │
│     └────────────────────────┘                  │
└─────────────────────────────────────────────────┘
```

図10-2　生活教育による難治性・進行性疾患児への援助

疾患の場合にも適用できるであろう。

　この考え方のポイントは，現状を正しく認知したうえで，生活全体を再構成すること，また，そのなかでいかに自分の目標を位置づけて，自己実現を図るかという点にある。医療職者の役割は，家族とも十分に連携をとるなかで，患者の情緒の安定を図りつつ目標達成への志向性を援助することである。それは，ひいては治療意欲の向上にもつながっていくであろう。

2節　病気体験と不安

1　病気と病気像

　医学的には，病気とは，ある原因により，一定の症状，経過を示した後に，何らかの転帰をとるものである。ところが，1節で述べたように，人間の行動は客観的事実を主観的にどのように認知したかによって影響されるものであり，病気についても同様である。患者のケアにあたっては，患者自身が，主観的あるいは心理的に認知した病気，すなわち「病気像」を考慮に入れることが大切である。

表10-1 病気像を構成する意味体験のカテゴリー

病気そのものの諸事実に関する主観的認識　1151
1　病　状　348（痛む・苦しい 289，気分がすぐれない 52，他 7）
2　病気名　314（かぜ 72，結核 58，ガン 53，法定伝染病 49，心臓病 36，外傷 25，ノイローゼ 17，他 4）
3　治　療　298（入院 179，手術 48，薬 63，他 8）
4　経　過　104（治る 35，治るかどうか 27，死 42）
5　病　因　61（生活の不節制・無理をする 31，バイキン 24，他 6）
6　関心・敏感度　26（かかりやすい 19，他 7）
病気そのものに対する感覚的，象徴的イメージ　38
　　　　　（暗い 21，汚い 7，カビ 5，白い 2，他 3）
病気，病気の生活が人生にとってもつ意味や存在価値　875
1　通常の社会生活の中断や放棄　　311
2　家族との別離　　　　　　　　　245
3　経済的負担　　　　　　　　　　147
4　病院内の人間関係の問題　　　　 84
5　病院生活への新しい適応の不安　 69
6　病気や病気の生活の積極的意味　 19

　この病気像の主な構成要素は，「病気についての主観的認識」と，「病気・病気の生活の意味や存在価値」である（表10-1）。前者についての分析から，人は，病名よりも症状の感じから病気だと思うようである。また，後者のように，病気や病気の生活にも目が向くものの，そこに積極的意味を見出すことは少ない。通常の社会生活の中断や放棄，家族との別離，経済的負担といった消極的，否定的な意味づけがなされていることがほとんどである。

　この点に関して，最近，盛んになっているポジティブ心理学では，慢性疾患や終末期疾患における積極的な意味の発見や気づき，さらに苦境に対する前向きの対処を志向することが，患者の情緒の安定や，心理的苦痛の低減，さらには，疾患の進行の抑制，再発の予防などに有効な対処方略であることを実証している。ソーシャル・サポートの利用，積極的なストレス対処行動などの心理社会的因子を重視したケアが望まれる。

2　病気体験

　病気や病気の生活は，症状の感じ方により否定的に捉えられていた。病気に

なると，病気そのものから生じる痛み，発熱などの不快な症状に加え，これらの症状から起こる気分の不良や不快感などによって，気持ちがめいったり，無力感を感じてしまうことが多いためであろう。

病気が慢性であったり，予後不良であれば，それまでの安定し，慣れ親しんだ日常性が失われるなど，日常生活に大きな影響が及ぶ。日常性は，健康な生活の中心を占めるものであり，人はそのなかでこそ主体的に行動できるのである。とくに，入院となれば，家庭や職場・学校などの日常の社会生活の場を離れなければならない。入院は治療にとって効果的であろうが，新しい環境への適応が必要であったり，治療のために主体性や行動を制限されたりする。病気の苦痛に加え，このような環境の変化や主体性の制限も苦痛をもたらすものである。

3　病気体験と不安

病気体験は，さまざまな苦痛を伴うものである。しかも，突然病気になることが多く，患者は，よくわからないまま未知の病気の生活に入っていくのである。とくに病気の初期には，自分でもどう対処すればよいかわからないことも多い。

一般的に，病気や死といった自分の力だけでは対処困難な場合に不安を感じる。不安とは，漠然とした，持続的で未分化な恐れの感情である。病気による不安は現実の苦痛から生じるものであり，現実不安である。すなわち，自分の将来に起こりそうな危険や苦痛の可能性を感じていだく不安である。不安は，不明確な危機感・無力感であり，特定の対象がある恐怖とは区別される。また，不安には，動悸，血圧上昇，発汗，めまいなどの身体症状が伴う。一般に，置かれた状況についての理解や判断ができないと不安は高まるので，患者に疾病についての正確な情報を適切な方法で与えることが必要である。

3節　死の心理

1　死生観と人間

いかに医学が進歩し，寿命が延びようと，人間は必ず死ぬ存在である。しか

表10-2 キュブラー・ロスによる死の心理過程（木村登紀子による）

段階	特徴
1 否認と孤立化	「そんなはずはない」、「私ではない」という現実であるはずがないという反応
2 怒り	激しい怒り，恨み，不平不満，投影され置き換えられた怒り，「どうして私が」という反応
3 取り引き	「もしも私が死ぬ前に……ができるならば」など，避けられない死の延期を願って，神との契約を求める。引き替えによい行いを約束しようとする場合（罪意識との関係）が多い
4 抑うつ	喪失感，地位や達成やコントロールの喪失，「しかたがない」，予期的な悲嘆
5 受容	避けられない死を悟る，静かな沈黙，平和な休息，死を越えた希望

しながら，豊かになり，世界でもトップレベルの平均寿命を誇る日本社会では，いつの間にかこのことは忘れられたかのようである。誰もが死をまぬがれることができないため，死を考えると，自分という存在が失われるという根元的な恐れをいだくことになる。その結果，死を考えることを避け，死を話題にすることさえ敬遠される。自分自身や家族が病気になったり，死が避けられなくなったときに，初めて死を意識するのである。そのため，死に臨んだとき，どのように対処してよいかわからず，混乱してしまうことが多い。

　医療職者は患者の死に出会うことが多いものの，医療職者自身がふだんから死について，自分の問題として考えていることは必ずしも多くない。しかしながら，自分自身が死に対してどのような感情をいだいているかに気づいていないと，その場に直面して医療職者自身が混乱し，葛藤を起こしてしまい，患者・家族のケアどころではなくなってしまう。医療職者も，そうではない人も，ふだんから死や生について学び，考えておくことが必要であろう。

2　死にゆく患者の心理過程

　キュブラー・ロスは，多くのガン患者に面接を行い，死にゆく患者の心理過程を表10-2のようにモデル化している。ここに示された5つの段階は，必ずしもこの順に経験されるものとも，また，受容の段階まで必ず達するともかぎらない。あくまでも，死にゆく患者の心理を理解するための枠組みである。

回復困難な病気と診断されると，その衝撃により自我が脅威にさらされるため，無意識に防衛機制がはたらき，現実を「否認」する。時間をかけて不安をときほぐすことが大切である。病状の進行や診断の確定により，否認が困難になると，「怒りの感情」があらわれてくる。この怒りは，自分の運命に対する怒りであるものの，やり場がないため，家族や医療職者にその矛先が向かうことも多い。これは，患者自身のいらだち解消のためであり，感情的に対処しないことが重要である。

　病状がさらに進行すると，「取り引き」によって延命や病気の改善を願うようになる。この段階では，患者は，過去の生活態度に病気の原因を求めることもある。ガンではないが，筋萎縮性側索硬化症（ALS）のある男性は，単身赴任のときに生活がそうとう乱れたため，ALSになったと考えていた。医学的には事実でないことも多いが，患者自身の心には，自責の念が存在するようである。

　病状がさらに悪化し，体力も低下してくると，患者は病気であることを受け入れざるをえなくなる。さまざまな喪失感をいだき，あるいは喪失を予期し，「抑うつ感」におそわれる。患者は，いよいよ別離のための準備に入る。

　これまでの段階をへた患者は，死そのものを「受容」していく段階に達する。このような5段階をとおして死に向かうのであるが，患者は，最後の瞬間まで何らかの形で希望をもち続ける。それは，治療法や新薬の発見による回復への希望であり，病気の回復に奇跡があるかを知りたい希望である。

3　死にゆく患者の家族への援助

　家族の誰かが病気になったとき，家族メンバーにも大きな影響があらわれる。まして生命の危機のときには，これから起こるであろう重大な問題に直面することになる。患者自身への援助に加え，家族への援助も忘れてはならない。

　家族などの親愛な人との死別には，多少なりとも運命を受け入れる方向に変わっていくが，それでも臨終のときには，心理的衝撃を受け，混乱し，現実感を失ったり，怒りや罪責感を感じるものである。また，死別後のかなりの期間，遺族は睡眠障害や食欲不振などの心身の不調を訴えることがある。そのような場合には，専門家によるケアが必要となる。

　ジャイアクインタは，ガン患者をかかえる家族の取り組み経過を分析してい

表10-3 末期患者の家族危機のモデル (ジャイアクインタ, 長谷川浩による)

段　階	家族位相	家族の壁	看護介入の目標
ガンの家族と ともに生きる	衝　撃	絶　望	希望を助長する
	家族機能の分裂	孤　立	家族のまとまりを助長する
	意味の模索	心の脆さ	安全を助長する
	他の人びとに伝える	引き籠もる	勇気を助長する
	情緒にとらわれる	救いのなさ	問題解決を助長する
生から死への移りゆ きの中の再構造化	組織の立て直し	争　い	協力を助長する
	思い出の整理	無名性	同一性を助長する
死別の段階	分　離	自己没頭	親密さを助長する
	哀悼過程	罪障感	救助を助長する
家族機能の再確立	社会的ネットワークの拡大	疎　外	関係性を助長する

る。表10-3は，末期患者の家族危機をまとめたものである。患者の診断名を知ったときの衝撃にはじまり，家族機能が分裂したり，混乱や緊張をへて，やがて患者の死を受け入れるようになっていくのである。

　死別に伴う悲嘆は，自然な感情である。したがって，残された人びとが悲しみの感情を十分表現できるよう配慮し，それを受容していくことが，その後の回復につながるのである。

4　臨死の子どもと家族

　親にとって，子どもの死は，希望や期待，さらには自分たちの将来をも奪われたような感情を引き起こすものである。それだけに，家族としては，子どもが近い将来，死に至るという現実を直視し，それを受け入れることは難しい。家族やきょうだいが，子どもが死に向かっているという現実を理解し，覚悟するとともに，なお，希望をもって悔いのないケアが行えるよう援助することが求められる。

　一方，子どもは，たとえ告知や説明をされていなくとも，自分自身の病状がかなり重症であることや，死も遠くないことについて，身体的な変化や，周囲のおとなの対応の変化などによって気づいていることが多いという。ダグラスによれば，死にゆく子どもは，死を告げられてもヒステリックになったり，深

刻な抑うつに陥ったりせずに，それを受け入れることができるという。むしろ，それによってリラックスし，何が起こりつつあるかを十分理解し，死について考える子どももいる。また，子どもたちは，両親が彼らに示す以上に，両親の感情に対する気づきと共感を示すことができるという。

子どもは，現実を受け入れることができるのである。子どもにとっても，子ども自身のやり方で，両親やきょうだい，親しい友人との間で別れを告げる機会が必要である。

4節　患者の年代別特徴

1　小児

子どもは成長・発達の途上にあるので，発達の特徴を考慮しながら，発達援助を視野に入れてケアにあたる必要がある。この時期は，認知・思考能力，社会性が著しく発達し，自我や自己概念も形成される重要な時期である。

子どもにとって，親や家庭は発達の基盤である。食事や清潔保持などの基本的な生活行動において親に依存しているだけではなく，心理的安定や発達課題の達成においても，親との信頼関係は重要である。乳児期の発達課題である基本的信頼感の獲得は，おもに母親との相互交渉から得られるので，親，とくに母親とのかかわりが重要である。したがって，この時期に入院することで母親との分離体験があると，情緒的混乱に陥るだけではなく，発達課題の達成にも支障が生じてしまう。母親はもちろん，家族の誰かがつねに接触するよう心がけるとともに，親や家族をも含めたトータルな援助が必要である。

疾患の急性期をのぞいて，食事や清潔保持，排泄などの基本的生活習慣の自立を促進させたり，遊びや教育の機会を設けることが，発達援助のうえで必要となる。基本的生活習慣は，子どもが自立して社会生活を送るうえで最も基礎的な生活行動である。また，幼児にとって遊びは生活そのものであり，遊びをとおして認知機能，対人関係，情緒，あるいは言語の発達がうながされると同時に，心理的ストレスの発散にもなるものである。

認知・思考能力の発達に伴い，子どもの病気についての理解は，表10-4のように変化していく。ビベイスとウォルシュによれば，7歳以下の子どもでは

表10-4　子どもの病気理解の発達

段階	年齢	特徴	説明
1	7歳以下	理解不能	関係のないことを話したり，質問をはぐらかしたりする
		現象主義	発病とたまたま同時に起こったできごとに結びつけて理解する（例：祖父の心臓発作は，そのときの落雷のせいであるとする）
		感染	病気の前に病人に接触することが必須であると考える
2	7〜11歳	汚染	非道徳的行為が病気を引き起こすと考える
		内在化	病気は身体内のできごとだが，その原因は外から来ることを理解する
3	11歳以上	生理学的理解	身体器官の機能を理解し，病気は器官の機能不全として理解する
		心理生理的理解	心理的原因も病気の原因になりうることを理解する

（ビベイスとウォルシュをもとに，筆者が作成）

理解はまだ困難であるが，7歳から11歳になると，病気の原因は身体の外からくるが，病気は身体の内で起こる現象であることを理解するようになる。しかし，この年齢では，非道徳的行為によっても病気になると考えている。

11歳以上になると，おとなと同様に，身体器官の機能を理解し，病気はこれらの器官の機能不全であると捉えるようになる。さらに，心理的原因が病気に影響することもわかるようになる。子どもが病気になると，その説明は親にすることが多いが，子どもの理解力を考えながら，身体のはたらきや病気について，子ども自身にも説明することが必要である。それによって，治療を受けやすくなり，また，年長児ではセルフケアにつなげることができる。

小児期のうち，幼児期は基本的な生活習慣を身につける時期であり，発達段階と病状をふまえた，適切なケアが必要である。2歳1カ月のある女児は，抗ガン剤による化学療法のため，入院中は持続点滴を受けていた。食事は，フォークやスプーンを使って自分で摂取しているが，清潔保持や更衣は母親が介助している。排泄面は，入院直前にオムツがとれたものの，持続点滴を受け，終日水分が体内に入る状況になり，尿意を告げるのも難しくなってしまった。この女児を実習で受け持った看護学生は，当初，日中はオムツをはずすことを目標にしたが，失敗も多く，付き添いの母親にかける負担も大きかった。そこで，

母親の育児方針にも配慮し、まずは、オムツをしていても尿意を確認し、できる限りオマルで排泄するようにした。意欲や自信がもてるよう、女児を励ましながら援助を続けたところ、次第に成功する回数が増えていった。基本的生活習慣、とくに排泄の自立については、この事例のように、発達状況を十分に考慮し、成功体験をもたせ、意欲や自信を育てることが大切である。

2　成　人

　ここでは、青年期および成人期について述べよう。青年期は、第2次性徴の開始によってはじまり、自立という社会的役割の獲得により終了する。従来、青年期は12歳前後から24、5歳と考えられていたが、近年では青年期延長説がとなえられ、30歳前後までと考えられるようになった。また、成人期は、青年期以降、老人期に入るまでの期間である。30歳頃より身体的な機能は徐々に衰退に向かいはじめるが、成人期は、人生では安定した時期と考えられていた。しかしながら、最近では、中年の危機が指摘されているように、人生の前半から後半に移行する転換期として捉えられている。たとえば、レビンソンは図10-3のように、この時期を、生活構造が安定する時期と、それが変化する過渡期とが交互に現れて進むことが特徴であるとしている。

　青年期は、子どもからおとなへの移行期であり、心身ともに大きく変化していく時期である。青年期には、性的成熟をはじめとして、急激な身体的成長がみられる。青年は、これらの変化を受容していくことが必要であり、身体的特徴は、自己評価の重要な側面となる。また、この時期には、親からしだいに自立し、同性の仲間関係を形成するようになり、この仲間の価値観が行動規範になっていく。さらに、自己への問い直しや自己探求に没頭する時期であり、自我同一性の獲得が発達課題となる。そして、抽象的思考ができるようになり理想や価値について考えるようになる。

　青年期では、自意識が高まり情緒的に不安定な時期だけに、他者からの評価には敏感である。劣等感を感じやすい時期でもあるが、その一方で優越感に傾くこともあり、青年の感情は、両極端の間で揺れることが多い。青年期の患者と対応するときは、こうした点について配慮する必要がある。かれらは他者からの評価に敏感であり、また、不安定で傷つきやすいため、評価的言動は控え

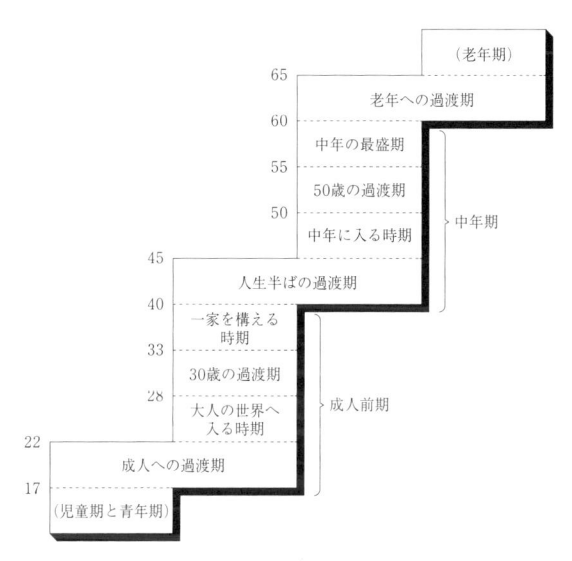

図10-3 レビンソンの成人前期と中年期の発達段階

たほうがよい。

　この時期には，心気的な訴えが見られたり，身体的・性的変化の受容に困難がみられることもある。これらは，自分自身のあり方についての不安・自信のなさ，恐怖などにもとづくものである。身体的な訴えという形をとるが，心の問題としてみていくことも必要であろう。

　さらに，青年は自立への欲求が強いものの，人生経験は少なく，現実的に対処することが難しい時期でもある。青年の言い分をよく聴くとともに，支持的に接していくことが大切である。

　成人期にはいると，身体的・生理的機能が低下しはじめるが，すべての能力が一様に衰えていくのではない。むしろ，自分の役割をどのように果たし，自分の能力をいかに発展させていくかが大切なことになる。

　成人前期の発達課題は親密性の獲得である。具体的には職業につき，家庭をもつことである。成人後期のそれは，世代性の達成である。家庭にあっては子どもを育てること，職場にあっては若い世代を指導することである。成人はそれぞれが社会的役割をもち，社会で活動している。活動の場は，家庭，職場，さらには地域であり，それぞれにおいて中心的な役割を担っているだけに，ス

トレスフルな時期でもある。

　成人期の患者が，病気による苦痛や不快感，未知の検査や治療に対する不安をもつのはもちろんである。しかし，それ以上に，病気になることで親としての役割や職場・地域での責任ある役割を果たせなくなったり，中断しなくてはならないことへの不安や心配が大きい。また，入院すれば患者としての役割を果たすことを期待されるが，これは通常の社会生活における役割とは異なるため，人によってはその役割の遂行が困難となることも多い。

　青年期では，性や生殖にかかわる健康問題に出合うことが多い。中学2年生の女子は，月経停止を訴えて産婦人科を受診した。診察の結果，脳下垂体ホルモンの異常が見つかったが，その背景には，ダイエットをしていて，食事が不規則になっていたことがあった。本人は，「月経がとてもイヤ」「たくさん食べていないのに太ってきた」「痩せたくて，食事を抜いたりしていた」と述べている。

　この事例では，身体的な問題への対応よりも，心の問題への対応が優先すると判断され，カウンセリングを受けるよう勧められた。この時期では，心の問題が，身体的異常としてあらわれることも多いので，心身の成長のバランスに注意することが重要である。

　一方，成人期では，最近，うつ病などの精神疾患にかかる人たちが多い。成人期は，仕事にも慣れ，また，責任のある立場にもつくようになり，仕事漬けの日々を送ることも少なくない。能力主義のもと，短期的な成果が求められるなかで，本人も気づかないうちに，過労状態に陥ってしまうことも多い。こうした場合，ちょっとしたミスや，その処理の難しさをきっかけに，気分がめいったり，身体がだるくなったり，あるいは不眠になるなど，抑うつ状態や，うつ病になる事例も多い。自分自身の健康を過信している人も多いが，仕事や会社に過剰適応することなく，自らの心身の状態に敏感であることが望まれる。

3　高齢者

　一般には65歳以上の人を高齢者という。しかし，60歳代では，自分を高齢者と思っている人は比較的少なく，70歳代になって約70%の人が自分を高齢者とみるようになる。老いの意識を感じるきっかけには身体的な要因が多く，体力

や活動性の低下が大きく影響しているという。

過去の心理学では、発達のピークは青年期にあり、それ以降は衰退し、とくに老年期にはいろいろな喪失を経験すると考えられてきた。たしかに、加齢にともない身体の諸器官の機能は低下していくものの、すべての面で衰えるわけではない。知能の縦断的研究によれば、60歳代半ばまでは顕著な低下はないという。ただ、語彙に代表される結晶性知能の成績は維持されるが、空間認知のような流動性知能は年齢とともに低下するというように、知能の側面によって異なる。心身ともに健康で、知的能力を使う機会が多いほど、その低下をおくらせることができる（図10-4）。

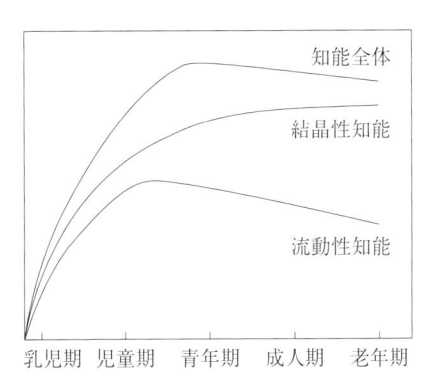

図10-4 知的能力（流動性知能と結晶性知能）の発達的変化のモデル（ホーンによる）

高齢者の性格については、保守的、頑固、自己中心的などの否定的なイメージを思い浮かべやすいが、実際には個人差が大きく、高齢者に共通する性格特徴はつかみにくい。それでも、性格が変化する方向は比較的共通しており、中性化、感情・情緒面の弾力性の低下、葛藤・緊張の緩和、現実的・実際的思考の増加などが指摘されている。たとえば、感情・情緒面の弾力性が低下すると、ある人は冷静で思慮深くなるが、別の人では鈍感で無感動になるというように、個人によってそのあらわれ方が異なるのである。

高齢者の心理的問題は、過去の生育史と深く結びついていることが多いので、その理解やケアにあたっては、生育史をたどることによって、問題解決の糸口や援助方法を見つけることができる。また、高齢者としての自己受容ができていない場合は、適応上の問題が生じやすい。

高齢者は、一般に社会的役割が少なくなっているので、自尊心を保ちにくい状況に置かれる。過去の話を繰り返すことも多いが、それによって自分自身の自尊心を再確認していることが多いので、きちんと耳を傾けることが大切である。場合によっては、看護・介護を受ける立場になったこと自体が自尊心を傷

つけている可能性もあるので，配慮が必要である。視力や聴力の低下に対しては，ゆっくり，明確に話すとともに，表情にも変化をつけ，適切な距離で接することが必要である。さらに，記銘力や短期記憶能力が低下しているので，大切なことは一度にたくさん言わないこと，また，伝えた内容を理解しているかを確認することも忘れてはいけない。

　看護学生が実習で高齢者にかかわろうとするとき，コミュニケーションがうまくいかずに悩んだり，高齢者の回復意欲を引き出せずに困惑することが少なくない。高齢者は，長い人生を送ってきただけに，個人差も大きい。85歳の女性は，大腿部骨折で手術を受け，4カ月入院して，シルバーカーを使って歩けるまでに回復した。しかし，跛行が残ったため，家事や排泄，入浴に不便を感じていた。そこで，リハビリテーションのため，老人保健施設に入所してきた。受け持った看護学生は，会話がスムーズに行えたので，コミュニケーションには問題がないと判断し，生活にメリハリを持てるようにと，散歩や買い物，レクレーションへの参加などを積極的に働きかけた。しかし，ことごとく拒否されてしまっていた。女性は，再びケガをすると歩けなくなることを心配していたり，同室者の不自由な姿を見て，自分もそうなるのではないかという不安をもっていたのであった。学生は，時間をかけて，この女性の興味や，本当に願っていることを聴くようにしていった。高齢者が対象の場合，本人の考え方や，行動のペースを十分理解し，尊重することがスムーズな援助の第一歩である。

5節　患者・家族から見た医療

1　医療職者とのコミュニケーション

　医療をめぐって多くの問題や困難が指摘される今日こそ，患者・家族と医療職者との間のコミュニケーションは，その重要性を増している。医療職者全体に，患者・家族の置かれた状況や気持ちに対して，理解的・共感的な態度でかかわっていくことが望まれる。とくに，看護師は，臨床場面で患者や家族と接する時間が長いので，理解的な態度で，患者や家族の話を十分に聴き，共感していくことが可能である。

　病気や，病状，療養上の留意点などの説明にあたっては，患者や家族がよく

理解し，納得できるような配慮が重要である。最近ではインターネットなどで，病気に関する情報が，大量に得られるようになっている。しかし，それらのなかには，不正確な情報も多く混じっており，また，患者・家族が専門的な情報を正しく理解しているとも限らない。したがって，説明を行うときには，医療の専門用語や，医療職者の世界だけで通用するような特殊な用語を用いることは避けなければならない。さらに，患者や家族が，説明をどの程度理解しているかを確かめながら，必要な知識が的確に伝わるような工夫が必要である。たとえば，要点を箇条書きにする，あるいは，図・表や，イラストを使用し，視覚化して理解を助けるといった配慮が必要である。

2　インフォームド・コンセント

　医療場面におけるコミュニケーションの典型的な問題は，インフォームド・コンセントである。従来，日本の医療においては，患者は医師の指示に従ういわゆる「おまかせ医療」が伝統的であったが，この考え方は医療におけるパターナリズムとして批判されるようになった。アメリカなどではインフォームド・コンセントの考え方（医師の「情報開示」と患者の「選択権」）が確立されてきたが，日本では，まだその概念が正しく理解されているとはいいがたい。

　インフォームド・コンセントの基本は，医療スタッフが情報を開示することである。しかし，患者の立場からは，説明を受けることだけが重要ではなく，専門的知識が十分でない人にも理解できるように情報が提供されなければならない。情報の開示は患者本人になされるのが原則であるが，患者のなかには情報を知りたくないと考えている人もあり，患者の考え方や心理状態などにも配慮する必要がある。さらに，治療方法の選択も，専門家ではない患者・家族にとっては困難である。患者自身の価値観にもとづいた自己決定権を尊重すべきであるが，患者自身に選択を強制することは避けなければならない。患者・家族も医療について理解を深めるとともに，医療スタッフも患者・家族との間に信頼関係を確立するよう努力し，互いが満足できるケアを行いたいものである。

3　悲嘆のケア

　ホスピス・ケアを行う病院は増加してきたものの，現在の日本の医療におい

表10-5　悲嘆のケアにあたっての留意点

	留意点	解説・補足
1	悲しみを十分に表現する	死への否定的感情，怒り，罪悪感，抑うつ感などから解放される
2	悲しみにはさまざまな形があることを知る	他者の話を聴いて批判せずに，受け入れ，共感する 他者と自分の悲しみを比べない
3	悲しみの由来を洞察する	自分が悲しんでいることの意味を問い直す
4	同じ体験をもつ人たちとのつながりをもつ	「苦しい，あるいは，悲しいのは自分だけではない」ことに気づき，生きる力を得る
5	悲しみのプロセスを仲間と共に歩む	励ましになり，他の参加者が立ち直っていく過程をみることで，自分が立ち直るヒントをつかむ 新しい生き方を考え，その達成に向けたエネルギーを得る

て死別後の家族へのケアはあまり顧みられていない。各地で広まってきている「生と死を考える会」は，大切な人を亡くし，悲しみの状況にある人びとの経験・感情を共有する自助グループである。悲嘆のあり方は人によってさまざまであるが，悲しみの感情を十分表現した人は，その後，比較的順調に悲嘆から回復し，自分が悲しんだことの意味を見出して，個人として成長していくことができる。夫を亡くしたある女性は，初めて参加したとき，この会が行われる部屋に入るなり涙がこぼれてきたが，自分の経験を話し，十分悲しみの感情を表現することによって，帰宅後は，憑き物が落ちたかのように気持ちが楽になったと述懐している。しかし，やはり夫を亡くした別の女性は，悲しんだら気分が沈んでしまい立ち直れなくなると考え，必死に耐えてきた。数年がたち，子どもの結婚が決まったころになって，どうにも気持ちが落ち込み，うつ病ではないかと心配して会に参加してきた。このケースでは，悲しみの感情を十分表現しなかったために，悲嘆のプロセスが長引いてしまったと考えられる。

　悲嘆のケアは，専門家からの援助も必要であるが，同じような体験をした人々と感情を共有して，心を癒すことがもっとも効果的であるように思われる。その際には，表10-5にまとめたような，いくつかの点に配慮することが大切である。

　※なお，事例の一部は，後藤宗理（編）（2000）を参考にした。

第11章
臨床看護の心理

　20世紀の医学は自然科学の1分野として発展し，人類に多大の貢献をもたらした。しかし，一方では疾病・臓器・治癒中心であったため，病む人の人間性や個別性を見失ってきたことが反省されている。とくに臨床では，治癒を目指す医療から，患者・家族の生活の質を考慮した全人的ケアの必要性が強調されている。

　本章では，看護学の立場から，臨床看護の特徴，ならびに臨床で遭遇する終末期患者とその家族の心理とケアについて述べる。

1節　看護の考え方

1　看護（学）とは

　看護は，人類の始まりより，分娩や育児，病気や障害，老い，死にともなって生じるさまざまな苦痛を取り除くために，本能的・相互扶助的に行われてきた。ナースという言葉には，養育する，大事にする，看病する，いたわる，看取るなどの意味があり，「対象となる人々とその家族の生命を守り，生活を整え，成長・発達を支援する」という看護の本質は，昔から変わっていないといえる。

　看護は，現在まで家庭や病院などで続けられてきた人間の営みであるが，学問としてはまだ新しい分野である。看護史を概観すると，中世までは宗教を基盤にした看護が主導をとり，人びとの肉体的苦痛や精神的苦悩の救済にあたってきた。近世になると宗教の権力の衰退により医学が台頭し，科学的医療が行われるようになった。

　看護が注目されるのは，ナイチンゲールの活動によってである。とくに，1860年代に創始されたセント・トーマス病院やナイチンゲール看護学校における，看護の基本の確立，新しい看護体制の導入，看護教育の体系化は，医師の従属的立場におかれた看護を根本的に見直すきっかけとなった。ナイチンゲールの理念は各国に普及し，その後，アメリカを中心に発展をとげ，高等教育の充実化が図られていった。このように，看護（学）の学問としての歴史は浅く，ナイチンゲール以降150年を経過したにすぎず，学問として発展したのは第2次世界大戦以降である。

　看護（学）は，さまざまな健康レベルにある人間を対象とし，看護の専門的知識・技術を活用して，その人に合った看護ケアを提供していくという実践を重視する学問である。表11-1に，看護の目的，対象，状況，方法の概要をまとめた。

2　臨床看護師の役割

　臨床看護師の役割は，その人の病態から波及する身体的・心理的・社会的状

表11－1　看護の概要

目的	看護の目的は，個々人が自らの最適健康を回復・維持・増進できるように，主としてその人の生活という観点から援助することであり，安らかな死への援助も含まれる。健康は身体的・心理的・社会的に統合された状態としてさまざまなレベルがあり，良好な状態から最悪の状態までを連続的に変動する力動的な現象である。最適健康とは，その人がいかなる健康レベルにあろうとも，その人の諸条件のなかで身体的・心理的・社会的バランスを保ちながら，その人らしい能力や可能性を最大限に発揮できる状態をいう。したがって，看護の実践において重要視されるのは，個人の尊重であり，誕生から死に至るまで個人の可能性に目を向け，その人らしく生きていくことができるように，また，どのように限られた生命であっても，最期まで希望を失わずに生きていくことができるように支援することに主眼をおく。
対象	看護の対象はすべての人間であり，国籍，人種，信条，年齢，性，職業などに制約されず，あらゆる健康レベル，すなわち良好な状態，病気の状態，死に至る状態などにある個人・家族，集団である。
状況	看護の状況は，看護の対象を取り巻く環境を意味する。ひとつは，病院，施設，家庭，学校，職場など看護を提供する場であり，物理的・化学的・生物的環境である。もうひとつは，対象となる人を取り巻く家族，友人，同僚，保健医療従事者，文化・政治・経済などの人的な社会環境である。
方法	看護の方法は，看護の対象である人間をどうみるかによって導き出される専門的援助の方法・活動である。すなわち，看護の対象との専門的援助関係を基盤に，系統的な問題解決法を活用して，対象とともに対処すべき看護的課題を確認し，ケアを選択，実施する。具体的な援助活動としては，個々の最適健康をめざして，日常生活行動の援助，症状・苦痛の緩和，心理的支援，相談・教育指導，物理的・人的環境調整，社会資源・制度の紹介などを行う。

注）看護のメタパラダイム概念：メタパラダイムとは，ある学問における最も巨視的な見方や考え方をいう。看護学を構成する中心概念は，人間，環境，健康，看護（方法）の4つの概念であり，この4つの概念の定義の仕方によって，具体的な看護の視点や諸活動は異なってくる。

況を見きわめ，看護の責任範囲で介入できる課題に対応し，個人・家族が新たなアイデンティティとライフスタイルを再構築するまでのプロセスを，ともに歩みながら援助することである。

また，看護の責任範囲で介入できない課題については，他の専門家に相談・依頼し，個人・家族が安心して保健・医療・福祉サービスを受けられるように調整する役割を担う。

具体的には，①患者のもつ能力を評価し，セルフケアを促進する，②健康問題について患者・家族に合った必要な知識・技術を提供する，③患者・家族が

納得のいく自己決定ができるように支援する，④患者・家族が困ったときに，いつでも相談できるリソース・パーソンとなる，⑤患者を取り巻く人的資源（家族，友人，他患者，専門家など）を有効に活用し，サポート・ネットワークのコーディネーターとして機能する，などである．

3　患者―看護師関係

患者と看護師の関係は，専門的援助関係である．看護師は，患者とともに患者の健康上のニーズや課題について明確にした後，問題解決のために共通の目標を設定し，患者が目標達成できるように系統的・計画的にはたらきかける．このプロセスを評価しながら入院時から退院時，あるいは退院後の外来などで継続的に支援を繰り返し，援助関係を成立・発展させていく．

2節　患者の環境

1　病院環境の特殊性

人間の健康状態は内部環境と外部環境によって影響を受けるが，患者にとって24時間の生活の場となる病院環境の多くは，医療者側中心に機能的につくられ，必ずしも患者にとって快適な療養生活を保証しているとはいえない．

人々は，何らかの健康障害があって病院に入院した場合，次のような制限を受ける．①生活空間の縮小（大部屋の場合は，ベッドのみがパーソナル・スペースとなり，カーテンで区切られた空間だけが唯一プライバシーを保てる），②生活時間の変化（活動時間：起床6時―消灯9時，食事時間，面会時間などが個々の生活リズムに関係なく決められている），③生活手段の変化と画一化（持ち込み可能な私物は最少の生活用品に制限され，病院の調度品・設備なども必要最低限のものである），④役割の変更（患者役割が期待される．また，入院前の役割が変化したり喪失する），⑤経済的変化（減収，失業などが起こる），⑥価値規範の変容（個人の価値規範よりも病院の価値規範が強要される）などである．これらの制限は，患者に忍耐や他者への気がね，心理的動揺・不安をもたらし，しばしば患者は身体的・心理的に休息できない状況におかれる．

病院環境で患者に影響をもたらすものとして，物理的環境では景観，室温，

空気，におい，音，照明，色彩，清潔さなどがある。これらが調整されていない場合，患者にストレスフルな刺激を与えることになり，体力を消耗させる原因となる。

社会的環境では，患者─患者の関係，患者─医療者関係などがあげられる。患者─患者の関係は主として入院することで生じるものであり，関係が円滑な場合は支え支えられ，心強いものとなるが，関係がうまくいかない場合には，患者にとって療養生活そのものがストレス状況となる。患者─医療者関係の場合には，患者の健康の回復・維持ということに焦点があてられるため，看護師が自覚・注意していないと，援助される側─援助する側という上下関係になりやすく，人間として対等な立場での信頼関係が確立しにくくなる。

2　患者と家族のかかわり

一般に，家族のメンバーが入院すると，家族関係の絆が強化することもあれば，逆に絆が崩壊することもある。すなわち，家族のひとりが入院すると，家族内の役割や責任も変化し，これまでの均衡が脅かされるため，家族はしばしば危機的状況におちいる。この危機を家族間で協力して乗り越えられ，家族の成長につながるようにすることが必要になる。家族内の適応がうまくいかないと，患者のサポートにも影響を及ぼし，患者の闘病生活に支障をきたすため，看護師は患者と家族の関係を把握し，家族が患者の心の支えとなれるように調整することが必要である。

また，家族構成メンバーが少なくなっている今日では，家族の援助や支えには限界があり，特に，慢性疾患，難治性疾患，死にかかわる深刻な健康問題が生じたときには，家族の介護負担が大きくなるので，親族，近隣，友人，ヘルパーなどのソーシャル・サポートの活用を考慮する必要がある。

このことから，現在の医療のなかで，患者のサポーターとして家族を考えていく場合には，「家族は患者の療養にどのように参画できるのか」ということを十分に考慮し，患者と家族の関係を調整していくことが重要である。具体的には，①家族に患者の病名・治療・予後などについてわかりやすく説明し，家族としてどのようなサポートが可能なのかを話し合う，②家族あるいは医療者が気づかない患者のつらさや悩みについて情報交換し，どのように援助してい

くのか検討する，③家族の重荷を把握し，できるだけ負担を軽減して患者とかかわりをもてるようにする。

3節　終末期ケア

1　終末期患者の苦痛

　終末期の臨床的定義は，「現在の医学では治癒不可能であり，死を免れないと診断された状態」をいう。現在の終末期ケアで課題にされている問題のひとつは，治癒不可能と診断された進行がんなどの難治性疾患をもつ患者の苦痛への対応である。

　多くの終末期患者は，全身倦怠感，食欲不振，疼痛，便秘，呼吸困難，不眠，意識状態の混乱などを体験している。患者・家族が残された日々を充実して送るためには身体症状のコントロールが不可欠であるが，従来，終末期患者の苦痛については疼痛緩和など身体的苦痛だけに焦点があてられてきた。ソンダーズらは，がん患者の苦痛には身体的・精神的・社会的・霊的苦痛があり，これらは相互に影響し合い，全人的苦痛といった総体的な痛みであることを指摘している。

　　a　身体的苦痛　身体的苦痛には前述した症状のほか，個々の病態に応じて出現するさまざまの症状がある。また，慢性的な身体症状にともなって日常生活行動に支障が生じ，体動困難，食事・水分量の摂取低下，便秘や失禁などの排泄障害，清潔行動の低下，会話などのコミュニケーションの減少が起こる。

　　b　精神的苦痛　死への不安や恐怖，別離の悲嘆や孤独感，容貌の変化や他者依存の増加にともなう自尊心の低下などである。不快な身体症状は精神的苦痛を強め，精神的苦痛は身体症状の閾値を下げ，身体的苦痛を増強させる。

　　c　社会的苦痛　残される家族に対する心配，治療費や収入減にともなう経済的問題，学業・仕事の中断に対する気がかり，などがある。

　　d　霊的苦痛　哲学的苦痛，あるいは宗教的苦痛ともいわれる。具体的には，「もし，あのときこうすれば……」「どうして私だけがこうなるのだろう」「私の人生はなんだったのだろう」「神は存在するのか」「死んだらどうなるのだろう」といった哲学的・宗教的命題にかかわる苦悩である。患者は，失敗・後悔・自

責の念や罪の意識をもち，自己の存在価値を否定する，などの深い実存的苦悩や絶望感を示すことが多い。

2　ホスピスとヴィハーラ

　ホスピスとはもともと，中世ヨーロッパにおいて巡礼者の宿泊所や病人・困窮者の看護のための収容施設を意味し，以後，ホテルやホスピタルに発展したといわれている。

　現在，ホスピスという言葉は，施設だけに限定するのではなく，そこで行われているケアも意味している。医療が近代化とともに失ってきた休養や癒しの精神を再び取り入れ，終末期患者とその家族のQOL（クオリティ・オブ・ライフ：生活の質）を配慮した全人的ケアを，組織的・継続的プログラムに沿って支えていこうとする医療哲学とアプローチ法を含んでいる。したがって，ホスピス運動は，ホスピスという施設をたんに増設することではなく，ホスピスの理念とケアについて，一般病院の完治不可能ながん患者，エイズなどの難治性疾患患者，高齢者などのケアにも適用・拡大しようという新しい医療ケアモデルの推進であるといえる。

　ホスピスはキリスト教思想にもとづいて設立されたものであるが，仏教でも同様の内容を意味する言葉があり，一般にヴィハーラとよばれている。ヴィハーラは，インドの僧院，精舎に出来し，休養の場所を意味する。看護史を見てみると，東洋でも中世には寺院に付属する救療施設で病人や死にゆく人の看護が行われており，宗派によってさまざまのケアがなされていた。

　このようにホスピスとヴィハーラは，宗教背景は異なるものの同義語であり，その本質は，避けられない人間の生老病死を看取っていくケアのありようを示すものであるといえよう。

3　終末期ケアの基本

　a　緩和ケア　緩和ケア（パリアティブ・ケア）は，根本的な治療はできないが苦痛症状を和らげる全人的な医療のことで，ホスピス・ケアとほぼ同義である。現在，緩和ケアの提供システムは4つに大別され，わが国の医療情勢のなかでさまざまな支援が行われるようになってきている。

(1) ホスピス：病院などの医療施設から独立してケアを提供する施設で，1967年，ロンドンに初めてセント・クリストファー・ホスピスが開院されて以来，国際的に急増し，わが国では，1980年代に聖隷ホスピス（浜松），淀川キリスト教病院ホスピス（大阪）などが開設された。
(2) 緩和ケア病棟（PCU）：病院に併設された病棟や施設でケアを提供するシステムで，ホスピス運動の結果，1970年代にカナダで始められたケア形態である。わが国におけるホスピスはほとんどがこの形態である。
(3) 緩和ケアチーム：麻酔科・精神科などの医師，がん専門看護師，緩和ケア認定看護師，リエゾン精神専門看護師，カウンセラー，ソーシャルワーカー，薬剤師，栄養士，宗教家などからなるスタッフで構成され，患者を訪室し，病棟スタッフの緩和ケアに対してコンサルテーションを行う。大学病院，総合病院などで導入されている。
(4) 在宅ホスピス：患者が生活している家でケアを提供するシステムで，病院の主治医と連携をとりながら訪問看護師がケアする方法や，開業医による往診などがある。

緩和ケアの実際では，除痛対策，疼痛以外の諸症状のコントロール，心理・精神的アプローチ，家族への支援などが主要なケアとなる。

(1) 除痛対策：痛みは警告反応であり，回避と援助を求めるサインでもある。したがって，除痛対策の第一歩は，まず患者の痛みに対して共感的にかかわることが必要になる。疼痛の臨床的定義としては，「痛みとは，現にそれを体験している人が表現するとおりのものである」と捉えられており，患者の痛みをまずきちんと受けとめたうえでビジュアル・アナログ・スケール（図11-1）や，フェーズズ・ペイン・レイティング・スケール（図11-2）などを活用し，苦痛を我慢させないように対応していくことが必要である。

〈よく用いられている100mmの長さのVAS〉

痛みなし 0 |————————————————————| 10 最も強い痛み

自分の痛みがどこに当てはまるのかを指してください

図11-1　ビジュアル・アナログ・スケール

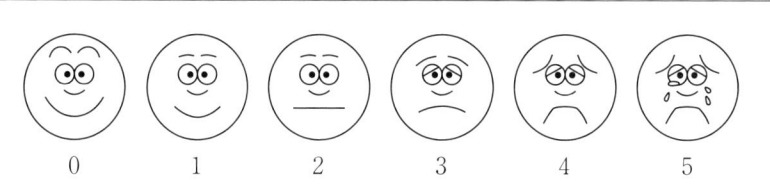

3歳以上の患者に望ましい。それぞれの顔は，患者の痛み（pain, hurt）がないのでご機嫌な感じ，または，ある程度の痛み・たくさんの痛みがあるので悲しい感じを表現していることを説明しなさい。0＝痛みがまったくないから，とても幸せな顔をしている，1＝ほんの少し，2＝もう少し痛い，3＝もっと痛い，4＝とっても痛い，5＝痛くて涙を流す必要はないけれども，これ以上の痛みは考えられないほどの痛み。今，どのように感じているか最もよくあらわしている顔を選ぶよう，患者に求めなさい。

図11-2　フェーズズ・ペイン・レイティング・スケール

(2) 疼痛以外の諸症状のコントロール：全身倦怠感，食欲不振，便秘，呼吸困難，不眠，意識状態の混乱などは末期患者に高い頻度で見られる症状であるが，薬物治療だけでは緩和されないことがあり，ときに，症状緩和目的で放射線照射や手術などの外科的処置が行われる。症状によっては精神的なことが関与していたり，ある症状が他の症状を引き起こしているということもあるので，病態を把握し，因果関係をよく見きわめて対応することが必要である。

(3) 心理・精神的アプローチ：心理・精神的苦痛の軽減は，患者を定期的に訪問し，まず患者のさまざまな思いに心を傾けて聴くことからはじまる。患者の苦痛を丸ごと理解することは不可能であっても，やがて同じく死を体験する人間として，悩みを理解しようとしたり共感したり分かち合うことは可能である。重要な点は，患者を孤立させないように家族と協力していつも見守り，最期まで関係性を保つことである。

(4) 家族への支援：患者の死は患者個人の問題にとどまらず，家族に対しても肉親と死別するという悲しみをもたらす。家族にとって，患者が愛情・依存の対象であればあるほど，その悲しみも大きいものとなる。家族は，患者の病名・症状を告知されたときから，大切な肉親をやがて失うという悲しみ（予期的悲嘆）を体験する。また，実際に肉親の死に直面し，死別

の現実をまのあたりにしたときに，対象喪失という悲嘆を体験する。こうした悲嘆は，事実を受容し適応していくための人間の自然な反応であるが，患者の死の受容プロセスと同様に，家族がいくつもの心理的プロセスを経てその苦悩から立ち直っていくためには，適切なサポートを必要とする。

b チーム医療 終末期ケアにおける患者・家族のQOLの充実のためには，患者がひとりの人間として尊敬され，その生を支えられる医療の体制づくりが必要である。フランクルは，「苦難と死こそ人生を意味あるものにする」ということを述べているが，死を目前にした患者・家族にとって，苦難と死を意味あるものに統合していくためには，個々の医師や看護師の支援だけでは困難である。コ・メディカルの各専門家がチームをつくり，患者・家族の多様なニーズを見定めつつ方針を整えながらケアしていくことが不可欠である。また看護師の場合には，患者・家族の衰弱，怒り，悲嘆などの悲惨な状態に接することが多く，日々密接なかかわりをもってきた患者の死によって，やりきれなさや無力感，罪責感などを生じ，バーン・アウトしやすい。このようなとき，同僚や他の医療スタッフによる支え・提言は癒しとなり，その人の活力や思考力を回復させる。スタッフ間の癒しは，医療従事者が終末期患者の事態を冷静に受けとめ，治療的自我成長・確立のために欠いてはならないものである。

c 看護ケアの特徴 一般に，終末期患者の不快症状は病気の進行とともに増強してくるが，看護では，まず患者が最も苦痛と思っている症状を軽減し，患者のもっている能力を発揮できるように支援する。それによって，患者は他のことにも目を向けられるようになる。また，看護では苦痛の緩和と並行して，患者の健康状態に応じた生活面・心理面の援助を行う。ほとんどの患者は，できるかぎり自分の身のまわりのことは自分で行いたいと思っているので，セルフケア能力を見きわめ，過度の介入を避けるようにすることが患者の自尊心を維持するうえで大切である。疼痛や不快症状が持続する場合，体力の消耗が著しい場合には，患者の希望や意思決定を尊重しながら，できるだけ安楽さや快適さが保てるように環境，食事，排泄，清潔，体位や移動，コミュニケーションなどの生活全体に目を向けていくことが求められる。新鮮な空気や草花，適切な陽光や照明，ほどよい暖かさ，心の安定を保てる静けさ，清潔な寝具や身体，季節や温度を考慮した食事，患者を見守る人々……は，患者の生命力の消

耗を最小にし，自然治癒力を高め，患者本来の感情や思考を取り戻させる。

4　終末期ケアの今後の課題

わが国では，終末期ケアのなかにホスピス・ケアや緩和ケアの考え方が導入されて数十年たち，徐々に延命治療は検討され，尊厳ある死（＝自然死）をめざす病院が増えてきている。また，10年前は患者に病名告知をしない風潮にあったが，現在ではほとんどの病院が患者の権利という観点から，病名告知と治療法の説明をしたうえで，患者の意思決定にもとづき医療が提供されるように変化してきている。

前述したように，終末期ケアの質の向上を図るためには，身体的問題にとどまらず，心理的・社会的な支援が不可欠であり，チーム医療を発展させることが急務となっている。しかしながら，チーム医療の概念は必ずしも現場に定着しているとはいえず，医師・看護師中心のケアに偏りがちである。したがって，各医療専門職の知識や技術の向上を図るとともに，他の専門職の役割や価値観についても理解を深め，意見交換を行いながらさまざまな価値観を調和させてケアすることが必要である。たとえば，看護師は患者の生活や苦痛の緩和に主眼を置き，ソーシャルワーカーは患者の家族機能や社会・経済面を重視する。また，臨床心理士は患者の不安や適応に焦点をあてるが，こういったそれぞれの視点や機能を生かすことで，チーム医療の本来の目的を果たすことにつながる。

現在，チーム医療導入についてはいくつかの報告はあるが，その有効性については緩和ケアチーム（2002年：「緩和ケア診療報酬加算」が新設）にとどまり，ほとんど研究されていない。今後，終末期ケアにおけるチーム医療に関する臨床評価研究を行い，その効果について明らかにしていくことが重要である。

最後に，医療従事者のみならず，一般社会の人びとが死について学ぶことは，生について深く考えることであり，それぞれの死生観を培いながら，社会全体で終末期ケアの質を高めていくことにつながる。死を意識したとき，人間は生命の尊厳について真剣に考えるようになり，他者を大切にするようになる。その人らしい人生を終えられるように，周囲の支えとして，家族・医療・社会ができうることをともに担い，「ありがとう」「よくがんばったね」と最期を迎えられるような人間社会の推進こそが医療全体に課せられた課題であるといえよう。

4節　看護のケース紹介

患者：Kさん　73歳　女性　無職　病名：肺がん　嗜好品：タバコ20本／日
家族歴：夫　1年前に肝臓がんで死亡　長女43歳　独身　短大教師（文学）
愛犬タロー　娘と2人暮らし　両親死亡　4人きょうだい（姉，妹，弟）

住居：持ち家（夫が退職時に購入）　近所に短大が3校あるため，周囲には学生用のマンションやアパートが多い　近所の人とほとんど交流なし

経過：今年1月腰背部痛があったが，湿布で様子をみていた。腰背部痛，全身倦怠感，食欲不振がひどいため，3月近医受診，大学病院に紹介となった。

精査の結果，肺がんのⅣ期，胸膜・脊椎骨・肝転移で予後2～3カ月と診断され入院。病名は娘と娘の友人であるAさんに説明し，娘の要望により患者には胸膜炎と脊椎がすりへっているとした。疼痛が強いため，硬膜外鎮痛薬の注入開始。「少し痛いけれど我慢できる程度になった」ということで病棟内を歩行できるまでに改善した。娘は2年続けて親の死という状況に出会い，告知されたときからショックを隠しきれない様子で，病状や現在の患者の様子を聞くたびに泣くばかりであった。患者のきょうだいとは何かあったらしくあまり交流がない様子なので，Aさんにサポートを依頼して，娘・Aさん・看護師・主治医間で，患者にとってどうすることが一番良いのか話し合いをし，在宅ケアをすることになった。在宅ケアにあたって鎮痛薬が変更になり，MSコンチン20mg分2内服，ボルタレンサポ50mg 3回屯用で3月末退院した。

4月中旬，便秘，ふらつき，食欲不振，不整脈など，鎮痛薬の副作用が出現したため再入院。娘が夕方から消灯まで面会に来ているときには落ち着いているが，連日夜になると起きだし，ベッドの上で書類を整理したりラジオを大きな音で聞くため，同室患者より苦情が出て，個室に移動した。移動後も昼夜逆転して，夜になると「家に帰りたい」「娘といたい」「病院はいやだ」「ここでは死にたくない」などと不穏状態が続き，看護師がそばについているとようやくウトウトする状態であった。病状も悪化し，胸水と腹水の貯留による呼吸困難がみられ，穿刺と酸素吸入が開始された。娘が休暇をとって在宅で看取りたいという意向があり，自宅で看護することになった。在宅で療養する間は，近

所の開業医に往診してもらえるように依頼した。

5月，Kさんは家に帰って安心したのか，娘，Aさん，付添婦，愛犬に囲まれながら，食事も3分の1ぐらい食べられるようになり，庭の散歩や愛犬と遊ぶこともでき，娘が奇跡が起こったようだと話すほど一時元気になった。

3週間後，呼吸困難，血圧低下がみられたため娘の希望で再々入院し，昇圧剤の持続点滴開始。入院後「きょうだいに会いたい」というので，娘に伝え，面会の手配をした。また，看護師にしきりに自分の過去や娘のことを話し，「若いときからお父さんといろいろと苦労してきた」「娘は小さいときから利口で鼻が高かった」「娘はひとりでやっていけるだろうか」「やさしい子で，お父さんが亡くなってからあの子とタローが心の支えだった」「お父さんが建てた家で世話をしてくれて本当に感謝している」など，これまでの人生の振り返りをしている様子がみられた。徐々に容態が悪化し，血圧下降がみられ，娘・きょうだいが見守るなかで5月下旬永眠した。意識は血圧下降する前日まで清明で，会話が可能であった。診断からほぼ3カ月の命であった。

QOLの評価：Kさんは，昨年夫と死別し娘と2人暮らしで，きょうだいや近所の人と交流がなく，ほとんど家のなかに閉じこもりがちの生活をしていた。1年に1回の健康診断では異常なしと診断されていたことと，もともと腰痛などの持病があり，年のせいと考え受診を控えていたことなどで，病期が進行して発見されたケースである。

【第1期：第1回入院～在宅ケアまで】　看護で対処する問題状況として，①Kさんは疼痛・食欲不振があり，ほとんどベッドに臥床がちである，②Kさんを看取らなければならない立場にある娘は，昨年父親を亡くし，続けて母親の短い余命を告げられ，心理的危機にある，③Kさん，および娘のソーシャル・サポートが少ないなどが考えられた。

看護側の方針としては，疼痛・食欲不振などの身体症状を緩和し，Kさん本来の日常性を少しでも維持できるようにし，娘のショックを受け入れながら，Kさんと娘ができるかぎり一緒にいられる時間をもてるように考慮した。娘は仕事をもっているので，面会は都合のよいときいつでもできるようにし，看病疲れしないように気を配った。Kさんも娘も自宅での療養を希望する言動がみられたので，主治医と在宅ケアの可能性について検討し，在宅ケアができるよ

うに調整した。

【第2期：第2回入院〜在宅ケアまで】　第2期の問題状況は，①疼痛，便秘，呼吸困難がある，②昼夜逆転し不穏状態が続いている，③娘の罪責感，などが考えられた。

　看護の具体的対応としては，①再入院前のモルヒネ量で疼痛のコントロールをし，かつ緩下剤内服・定期的浣腸による便通の調整，医学的処置による呼吸困難の緩和に努めた。その結果，症状はある程度軽減できた。②Kさんの不穏状態は，不穏時の言動から推測して，自分の病気がよくならない予感，慣れないベッドと周囲の生活環境，他患者との対人関係の悪化などが相乗し，通常の睡眠パターンを崩し不眠傾向となり，一過性の精神障害を起こしていると考えられた。このような状態のときには，Kさんの慣れた生活環境に近づけることで安定する場合が多く，症状のコントロールもついていたので，娘の要望もふまえて1日でも家に帰れることを検討し，急遽退院させ在宅で死を看取る方向に決定した。③娘のほうも「こうなったのは私のせい」「お母さんに苦労かけてばかりで，親孝行できなかった」などの霊的苦悩がみられ，母親に対する納得のいく看病や世話をしながら罪責感を緩和する必要があった。看護師は娘の思いを傾聴するとともに，こういう状況になったのはだれのせいでもなく，Kさんも娘さんも最大の努力をしている旨を伝えるようにし，在宅ケアでの注意点などを話し合うようにした。

【第3期：在宅ケア〜第3回入院，死亡まで】　最終的にKさんは，自宅で療養ができ，娘・Aさん・愛犬に囲まれて過ごすことができたこと，自分の生き方や娘に対する思い出や気がかり・感謝などの言葉を発していることから，Kさんなりの最期の時間を過ごせ，人生の振り返りができたのではないかと考える。家族についても，きょうだいに会えるように配慮したことで，最後にKさんきょうだいが和解できたことと，娘がおばやおじの支えを得て死の看取りができたのではないかと思われた。

第12章
歯科医療の心理

　心理学のなかに，応用心理学という分野がある。これは，基礎的な心理学で得られたさまざまな知識や技術を現実社会に生かしていくことを目的にしている。教育や産業，交通や犯罪などの場面がそれにあたる。

　この章では，心理学とのかかわりが求められる臨床領域から歯科医療の場面を取り上げ，心理学が果たすべき役割を中心に，歯科患者の特性や歯科医療スタッフとのコミュニケーションなどの問題について考えていく。

1節　歯科医療と心理学

わが国において，「主役は患者さんです」ということばをよく耳にするようになった。患者にとって治療を求めていく先が医科や歯科であっても，医療行為をする医師とそれを受ける患者とのコミュニケーションの大切さが問われる。医学的な観点から患者に接するだけでなく，患者自身の心理的な側面にも十分な目を向けていくことで，よりよい医療が実現できるといえよう。

1　医療場面と心理学の役割

古くから医療の中心は医師であり，患者は受け身の立場が当然であるとされてきた。病気を心配する人は，だれでも医師の前では無力である。多少の知識があったとしても，医師の専門性にくらべれば無いに等しい。病気からのがれるために，患者が命を預けででも医師の指示に従う心理は了解できる。それは病気のメカニズムや治療の過程が，主として生物学的・生理学的な次元から捉えられてきたことと無関係ではない。さらに，臨床場面では病気を診る側，診てもらう側という縦の人間関係が日常的であるため，患者がいだく微妙な心理を理解する環境が十分に整っていなかったといえる。

近年，このような医療に対する反省から，病気の治療に両者が協同して立ち向かう姿が強調されるようになった。社会構造の変化や複雑な人間関係が心身の不安定さを生むばかりでなく，身体的な病気にも心理的なかかわりが見出されるからである。医療と心理学との関係は，「病気を診ても患者を診ない」とまでいわれる医療に新しい時代をもたらすものである。

医療の心理学に隣接する領域には，①クレッチマーに代表される医学的心理学，②精神病の治療を目的とする精神医学，③各種の心身症の治療を担当する心身医学，④心因性の疾患や不適応行動に対応する臨床心理学，などがあげられる。すなわち，医科や歯科のうち，純粋な病変の形態をとるものは主として医学の分野が治療にあたるが，精神病や心身症あるいは神経症や発達障害などの領域では，医学的な治療とともに臨床心理学的なかかわりも重要な役割を果たしているのである。

医療の心理学は治療そのものが目的ではない。それは，心理学の立場で病気を診断，治療できないからである。医療の心理学が目的とするのは，医科や歯科で治療を受ける患者に対して，全人格的にどのように対応していったらよいかを学ぶことである。駒崎勉は次の3点を取りあげている。
(1) 患者を中心にすえた課題：患者特有の心理を患者自身も理解する。周囲の医療スタッフも患者の心理を理解し，正しい自己理解と患者への対応を図ることで，患者の不適応を軽減する。
(2) 患者と他者との問題：患者と医療スタッフ，患者の家族などとの人間関係を改善し，間接的に治療効果を高める。
(3) 患者の周囲の者同士の問題：医療スタッフ間の相互の心理的関係を改善し，精神衛生に寄与する。

以上の内容には「主役は患者」という基本的な理念が流れている。患者と病気との関係を理解し，患者を取り巻く人間関係を改善することで一層の治療効果が期待できる。そこに，医療と心理学との融合がみられる。

2　歯科医療と心理学

歯科医療の対象となるのは，口腔内のさまざまな疾患のために歯科医師のもとを訪れた患者である。痛みや不安，葛藤を体験した患者に対して歯科医師が行わなくてはならないのは，まず疾患への適切な歯学的治療であろう。しかし，治療が中心となりがちな臨床場面において，患者がかかえている心理的な問題を考えていくことは，これからの社会で求められる大きな課題である。図12-1は医学・歯学と心理学との関係をあらわしたものである。この図は，それぞれの専門領域が無関係に独立するのではなく，相互に補い合っていることを示している。そのなかで，人間理解という観点が心理学の立場である。

それでは，歯科の領域で心理学が果たす役割とは何であろうか。人間理解という立場にたてば，次のようなことが考えられる。その多くは，歯科医師や歯科衛生士などの医療ス

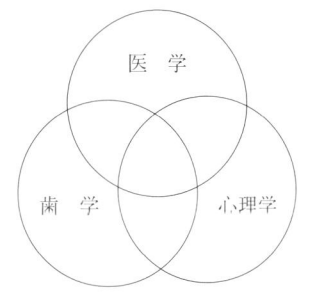

図12-1　医療と心理学との関係

タッフとの関係ということになる。

(1) 患者の欲求がどのようなものであり，歯科医療そのものや医療スタッフに何を求めているかなどを理解する。
(2) 患者は治療中に何を考えているのか，治療後の感想はどのようなものかなど，患者心理のメカニズムや心の動きを理解する。
(3) 患者の適応行動や適応障害について理解する。歯科患者にみられる不安の特性を知ることも大切である。
(4) 患者との言語的な対応（聴き方や話し方）の方法を学習する。
(5) 小児患者（小児歯科）や高齢患者（老人歯科）などの特性を理解する。
(6) 歯科医師や歯科衛生士などの医療スタッフの間で，より円滑なコミュニケーションが行われるように，人間関係のはたらきを理解する。

このような問題は歯科医療に限ったことではないが，医療行為の全般にわたって必要な知識であることはいうまでもない。

2節 歯科患者の心理的特徴

一般の医科と同様に，歯科の患者においてもその基本的な心理は，病気に対する苦痛や不安，治療が進む過程で起こるさまざまな心配，歯科医師への信頼感や不満感などであろう。ここでは，歯科患者に特有な状態のなかから不安や適応などの問題を取りあげる。

1 歯科患者の不安

患者がもちやすい感情のなかで，不安はその代表的なものである。病気に対する漠然とした不安感や現実に病気を患っている人の不安は，その人の行動を変化させる力をもっている。退行や攻撃性を示したり，劣等感や孤独感を味わうこともある。抜歯のときに示す不安は急激であり，恐怖感にちかい。

患者の3大不安といわれるものがある。それは，①自分の病気はどのような性質のものか，②自分の病気は重症なのか，③治療費はどの程度かかるのか，である。しかし，一般に歯科患者の不安が他の診療科の患者にくらべて低いといわれるのは，次のような理由と考えられている。

(1) 歯科の疾患は，仮にそれが放置されたとしても，すぐに生命の危機にかかわるケースが少ない。このことが安心感をもたせている。
(2) 激痛に長時間さらされる可能性が低く，また痛みを取りのぞく適切な処置を容易に求めることができる。
(3) 疾患の進行がゆるやかなため，自分の努力で回復できるのではないかと感じている人が多い。
(4) 患部を直接に外見できたり，治療結果を確認できることが多い。
(5) 予後は安定していて，後遺症を残すことが少ない。

実際，虫歯や歯周病のように専門的な治療が不可欠な疾患でさえも，テレビのCMは治療や治癒が自分の力でできるような印象を与えている。歯磨きをすれば何とかなるという印象は，歯科を身近なテーマに置き換えている。しかし，いったん患者になって通院しはじめると治療に対する不安が生まれ，身近なテーマだっただけに不安が不満のかたちをとって変化しやすい。患者の個性がそのまま現れてしまうのである。たとえば，通院スケジュールを勝手に変更したり，治療への要求が細かくなったり，歯科医師や歯科衛生士へ直接・間接の攻撃性を示したりする。これらは，歯科に固有の不安形態と考えてよいであろう。

2 適応行動と適応障害

診療室に入る前から，患者は心理的な緊張と強い不安につつまれている。それらを少しでも解消する目的で，意識的・無意識的に適応行動のための機制を用いている。心に感じたままをストレートに表現することが適応への条件であるが，患者という特殊な状況ではその心理は屈曲しやすい。具体的にどのような防衛機制を採用しているのだろうか。いくつかの例を取りあげよう。

(1) 合理化：自分に都合のよいように解釈することである。たとえば，虫歯が再発したとき，自分は毎日歯磨きを続けてきたのだから自分の責任ではなく，歯科医師の治療が不十分だったためだと思う場合である。
(2) 反動形成：本来の感情と反対の行動を意識化してしまうことである。たとえば，気に入らない歯科医師に対しても，よく思われたい気持ちから必要以上に礼儀正しく振る舞ったり，お世辞を言ったりする場合である。
(3) 投射：自分の望ましくない感情を他者に転嫁してしまうことである。た

とえば，自分がきちんと通院しないのは，歯科医師が自分を嫌っているから行きにくいのだと思う場合である。

(4)　抑圧：緊張を無意識の世界に沈めてしまうことである。たとえば，自分の病気を軽症と思いこんだり，歯科医師の指示どおりに動いているのだから何も心配はいらないのだと信じたりする場合である。

(5)　空想（白昼夢）：イメージの世界で幸福な感情を体験することである。たとえば，治療中に目を閉じて治癒した自分を想像する場合である。

　人は心身が健康なときにも，不安や緊張を軽減し自我の損傷を防衛する心理状態を体験する。患者になるとこの不安や緊張はさらに増大するため，弱い自分を出したり，反対に強がりをみせたりする。甘える（退行），落ち着かなくなる（情緒不安定），イライラする（攻撃性），わがままになる（自己中心性）などの行動は，患者心理の特徴をよく表している。

　ところで，歯科の領域においても神経症や心身症といった適応障害がみられるが，従来は治療中心の医療が進められたために，それほど注目されなかったようである。

　歯科神経症には，①一般に口腔内の異常感や治療自体への不安感などを示す不安神経症，②医学的に問題がないといわれても，必要以上に口腔内の異変を訴える心気症，③食後だけでなく，つねに過度のブラッシング行動を繰り返さなくてはいられない強迫神経症などがある。口腔内の神経症は，患者が執拗に自分の苦痛を訴えても医学的な所見はほとんど見受けられないため，歯科医師からは「気のせいだ」「神経質だ」といわれることが多い。患者側からすると，自分のつらさを理解してくれない医師という否定的な感情をもちやすい。

　心理的な要因が強く影響している点では心身症も神経症も共通しているが，心身症の場合はとくに身体的症状に出やすい。歯科心身症は口腔内が主領域で，口臭症，顎関節症，ある種の口内炎，口腔粘膜の腫瘍，歯ぎしりなどの症状をともなう。たとえば神経症としての口臭症は，口臭を気にするが器質的変化のない場合である。そういう人は，話をするときに思わず手で口を押さえてしまうことがある。心身症としての口臭症は，たとえば強いストレスのような何らかの心因性の原因が器質的な変異をおこし，口腔内および呼気のときに悪臭を生んでしまうのである。原因の除去や洗浄の励行などが必要となる。

歯科神経症や心身症が増加しているといわれるが，このような領域においても患者の精神的な負担をきちんと把握するために，患者行動の理解や患者と医療スタッフとの相互コミュニケーションが問われることになる。

3節　歯科におけるインフォームド・コンセント

インフォームド・コンセントとは「説明と同意」のことである。これは古くから医療の場で使用されてきたコンプライアンス（患者が医師の治療方針に従うこと）という概念に対して，医師と患者とが豊かなコミュニケーションを交換し合い，医師が提示した治療方針を患者が理解して決定するという機運が高まってきたことによる。近年，医療現場でインフォームド・コンセントが重要だといわれるのは，医師から患者への一方的な医療行為ではなく，患者側が情報提供を求め納得して治療を受ける環境が整ってきたことの現れである。ここでは，日本歯科医療管理学会が中心となってすすめてきたガイドライン「歯科医の現場は今」を紹介しよう。

1　初診時の協力体制

患者が歯科の受付を訪れたときから，すでに治療が開始されていると考えてよい。患者が初診時に提出する予診票（歯科診療申込書）は，その後に安定して治療を受けられる大切な指針となる。診療室では，歯科医師は患者に「何を聴くか」から始めるが，それは正しい診断と適切な治療に必要な情報を得るためである。歯科医師は「どうなさいましたか」という声をかけて現在の症状を聴き，さらに以前の状態を確認する。このような問診のあとで口腔内を診察し，これからの治療法について方針をたてるのである。ここで行われるインフォームド・コンセントは，以下のとおりである。

(1) まず，患者の歯の状態を説明する。このとき，患者は鏡を使って自分の歯の状態を確認するとよい。歯科衛生士

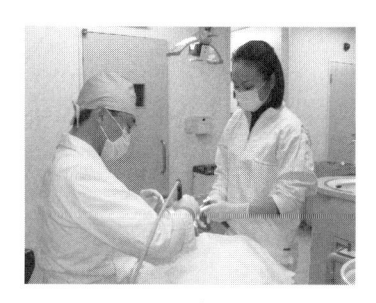

図12-2　歯科診療の風景

の手助けが必要である。
(2) 診断のための検査（Ｘ線写真など）が必要なことを説明し，注意事項を伝える。場合によっては，病気の名前を知らせることもある。
(3) 同じ患部を治療するにも，使用する材料によって治療法が違ってくる。そこで，患者が納得し自分の意思で治療法を選択するように説明する。

患者が受診を決心するまでには，いろいろな心理的葛藤を体験する。したがって，治療そのものに対する不安だけでなく，歯科医師や歯科衛生士が自分に向ける態度を心配し，緊張してしまうのである。また，患者は自分の治療を優先してやってほしいという気持ちをもちやすいため，受付での待ち時間にイライラすることもある。治療は患者の心理を理解することから始まるのである。患者自身も上手に歯科医院にかかることを考えなければならない。そのために，
(1) 今，一番どこが困っているかを歯科医師にはっきりと伝える。
(2) 自覚している患部のほかに，具合の悪いところを指摘されることもあるため，すっかり納得して治療を受ける。
(3) 希望する治療期間（通院希望の時間帯を含む）や，経済的な事情による費用負担の程度についても，歯科医師によく相談する。
(4) 歯科医師は口腔内だけでなく，からだ全体を見ながら治療しているので，ほかに疾病がある場合には，きちんと話すように心がける。

など，インフォームド・コンセントを成立させるためには，歯科医院を訪れたときに患者が歯科医師に伝える内容がポイントとなる。そのために，患者が必要な情報を伝えられるよう，コミュニケーションの取り方を工夫することが医療を行う側に求められている。

2　歯科医師と歯科衛生士のチームプレー

インフォームド・コンセントは，1970年ころにアメリカで確立されたといわれている。医療側の十分な説明がなされなかった場合，医療訴訟の問題へ発展するケースがみられたのである。その後，「患者の理解が得られるよう，懇切丁寧な説明があらゆる医療の提供にとって必要不可欠である」というキャッチフレーズが定着し，わが国では歯科のなかでも矯正歯科の領域でかなり進められている。それは矯正歯科の場合，治療に時間がかかるほかに，自由診療とい

う費用設定の影響が大きいからだという。ある矯正歯科医院では，次のようなインフォームド・コンセントが行われている。

(1) 患者への説明にはX線写真や模型，CD-ROMなどの視覚的ツールを使い，患者が納得いくまで丁寧な説明を繰り返す。そして，治療のスケジュールや治療期間の長さ，口の中に入れる装置と口の外につける装置の種類，治療費の総額，治療中にトラブルにならないための注意事項などが伝えられる。
(2) 歯科医師の説明を歯科衛生士が一定の書面に記録し，疑問点がないように確認する。とくに治療費の支払いは，患者側の事情を考慮していく。書面は医院側と患者側の双方が治療終了まで大切に保管する。

アメリカでは治療の前にインフォームド・コンセントを受けるのが普通であるが，わが国ではまだまだ医師中心の社会的背景が根強いため，インフォームド・コンセントを受けたときに戸惑うことが多いと予想される。歯科医師と歯科衛生士はその心理を十分承知しておき，患者側が何でも聴ける明るい雰囲気を用意することである。歯科医師が患者の話を十分に聴く態度をもつならば，患者は同時に歯科衛生士への信頼も高めるであろう。インフォームド・コンセントの成立には，医療スタッフのチームプレーはもちろんのこと，患者との信頼関係が基本であり，患者自身の協力も必要なのである。

4節　歯科における心理診断の実際

歯科患者の心理状態を診断する場合，第一に求められるのは患者の負担をできるだけ少なくすることである。手軽であること，判定と解釈を容易にできることが大切である。患者の負担が大きかったり，高度に専門的な技術と知識を必要とする検査は，臨床現場では利用しにくい。ここでは，筆者らが開発した歯科用文章完成法検査（SCT-D）の紹介と，臨床的に得られた患者の特徴などを述べることにしよう。

1　SCT-Dの構成と判定法

歯科用文章完成法検査（SCT-D）は，投影法検査のSCTをモデルにして開発されたものである。表12-1は，臨床場面で利用しやすいように改訂を加え

表12-1　歯科用文章完成法（SCT-D）の検査用紙

SCT‐D　　（歯科用 SCT）　　MAS：□

(1990年改訂版) 駒崎, 西川, 藤田, 若月

これは，よりよい医療を患者さんに提供するための資料です。無記名ですから安心してお答え下さい。

答え方は簡単です。15項目の書きかけの文章がありますから，あとを自由につづけて書きこんで下さい。

あまり考え過ぎないように，頭に浮かんだことをさっと書いて下さい。

あなたの年齢：＿＿＿歳　　性別：男・女　　お仕事：＿＿＿＿＿＿

ふだんの健康状態：よい　ふつう　あまりよくない

現在体調が悪く歯科以外の病院で受診中　はい　いいえ

（答え方の例）　春にはいつも　私は気分がうきうきして花見に行くことが多かった

1	子どもの頃私の歯は
2	治療を痛くしないために
3	治療イスに座ると
4	注射は
5	歯科の先生は
6	歯を抜くこと
7	歯科の衛生士（看護師）
8	私の食事は
9	口を開けているとき
10	歯科の先生は，たいてい
11	歯の治療中
12	受付の窓口
13	歯を削るとき
14	歯科の衛生士（看護師）は，いつも
15	私は，自分の口臭

＊この欄には記入しないで下さい

	2	3	4	5	6	7	8	9	10	11	12	13	14	15	Total	evaluation
P																－±＋＋
S																－±＋＋
O																－±＋＋
Ag																－±＋＋
E																－±＋＋
F																－±＋＋
Fr																－±＋＋
NA																－±＋＋

たSCT-Dの検査用紙である。診断のための項目は全部で15項目であるが，項目1と8は緩衝項目である。患者には「気軽に答えてください」と言って記入してもらうとよい。早い人では数分，遅い人でも10分ほどで書き上げるはずである。結果の整理にあたっては，以下に示した判定基準を用いて記号化するとわかりやすい。

(1) 生理的反応（P）：頭痛，心臓の動悸，めまい，疲労感，虚脱感，嘔吐感，涙が出る，胸の痛み，口の渇き，唾液の減少，筋肉の硬直などの身体的・生理的な内容。
（例）項目3「治療イスに座ると"ドキドキする"」

(2) 満足反応（S）：感謝，ほっとした感情，安心，やすらぎなどに関する内容。ただし，ほめすぎは不満と紙一重である場合が多いので注意する。
（例）項目7「歯科の衛生士（看護師）は"やさしい"」

(3) 客観的反応（O）：科学的，客観的に事実をありのままに述べた内容。
（例）項目4「注射は"痛い"」

(4) 攻撃反応（Ag）：攻撃，批判，表向き皮肉や批判のかたちをとるような攻撃的な感情を示す内容。
（例）項目10「歯科の先生は，たいてい"いばっている"」

(5) 期待反応（E）：甘え，期待などを示す内容。期待と不満の見分けに注意する必要がある。
（例）項目5「歯科の先生は"がんばってほしい"」

(6) 不安反応（F）：精神的な緊張感，不安，心配などを示す内容。ただし，身体的・生理的反応，たとえば身体が硬く，口がこわばるなどはP反応。
（例）項目11「歯の治療中"痛くされないかと不安だ"」

(7) 不満反応（Fr）：不平，不満，強い要求などに関する内容。
（例）項目12「受付の窓口で"待つのが嫌だ"」

(8) 無答（NA）：無答も，その意味を考慮して1反応とする。

それぞれの項目に書かれたことば（項目1と8を除く）を，1項目1反応を1点として採点する。1項目に2種類の反応があれば，それぞれに0.5点を与える。SCT-Dの結果から，歯科患者に特有の欲求や感情などの傾向をつかんで治療に役立たせることが望まれる。

2　SCT‐Dによる歯科患者の心理特性

臨床場面で得られた患者の心理特性について，いくつかを列挙しよう。

(1)　主治医に対して，担当患者の治療への協力度などを評価してもらったところ，主治医の評価が高い患者はSやE反応が多く，Ag, P, F反応などが少ない。評価の低い患者はO反応が少なく，AgやP反応が著しく高い。心身の安定と不安定がよくあらわれている。

(2)　女性患者は，デンタルチェアーに座ったときと切削のときにP反応を示しやすい。デンタルショックの生じやすい人を知ることができる。男性患者は，歯科医師への攻撃性と歯科衛生士への期待感を強くもっている。

(3)　歯科神経症の患者には，F, P, Ag反応が高水準であり，加えてO反応が低水準のものが多い。

(4)　女性患者は高年齢ほどP反応が顕著であり，またF反応も高い。男性患者は女性患者にくらべて，また若年齢者ほどO反応が高い。

ここに示した心理特徴は一部にすぎないが，医療スタッフは診断結果を参考にしながら，つねに患者に対してあたたかい態度をとることが大切であろう。

5節　歯科医療とコミュニケーション

医療スタッフと患者との出会いは，患者が受診の意思をもったときからはじまるといってもよいだろう。受付をすませた患者が，歯科医師や歯科衛生士を前にするとそれが現実となる。医療スタッフが医学的な立場で対応することはもちろんだが，患者の表情やことばづかい，態度などを観察しながら適切なコミュニケーションをとることも求められる。

1　カウンセリング的なかかわり

歯科医療の現場で，患者に対してカウンセリング的なかかわり方が求められてきたのは，従来の歯科医師が，①一方的に権威を示す，②治療以外の話をしない，③患者の主張や訴えを十分に聴いてくれない，などの対応に，患者が少なからず不満をもっていたためといわれている。この不満を解決するために，歯科医師はまず患者の訴えに耳を傾けることからはじめるとよい。両者の信頼

関係を保つことが治療への第一歩であると考えれば，これは当然すぎる対応であり，インフォームド・コンセントとも通じるところである。

医療スタッフと患者との信頼関係をきずくために，カウンセリングのテクニックが使用できる。カウンセリングの基本は受容と共感の態度である。治療に対する恐怖や不安，ときには強い願望を，患者は医療スタッフへのさまざまな態度やことばで示そうとする。そのとき，「なるほど」「そうですか」「ウン，ウン」といった聴き方や，患者の気持ちをわかろうとする話し方はカウンセリング的なやりとりとなる。歯科医師は患者のことばをよく聴き，何を言いたいのかが不明瞭だったら明瞭化させることも必要である。「それは，ちがう」「あなたが，いけない」というかかわり方は，患者に正しい洞察を生じさせないばかりか不満と不信感の温床ともなりかねない。ことばづかいひとつで人間関係も変化するため，医療スタッフの間で治療場面を想定した会話を練習してみることにも心がけたいものである。

2　小児歯科，老人歯科の問題

子どもの発達過程を考えた場合，年少の小児患者を親から分離させ，治療の意味をやさしく説明し納得させようとしても，治療がスムーズに進むとはかぎらない。むしろ，歯科への恐怖反応を学習するなど，親と分離させられたことによる弊害のほうが大きい。親の願いや歯科医師の治療方針が，そのまま子どもの行動に反映されるとはいえないのである。種々の行動が学習されたものである以上，とくに親は歯磨きの習慣や口腔内への関心をもたせたり，負の条件づけを避けるような態度をとることが必要である。

自我が成長しパーソナリティが分化してくると，他者からの承認を強く求めたり，客観的に自分のおかれた立場を理解できるようになる。児童期以降の子どもには，あいまいな説明ではなく，一般の成人と同じように納得できる説明をして，治療への動機づけを高める工夫をするとよい。

老人患者は，病気に対する不安が強い。歯科が直接，死に結びつくとは考えないが，それでも身体的な老いへの自覚となる。自尊感情の強い老人ほど加齢にともない自我防衛を増大させたり，不安の気持ちが攻撃や依存のかたちをとってあらわれやすい。また，精神的安定を求めて通院する場合も多く，医療

スタッフはその心理を十分に理解しなければならない。話を聴くというカウンセリングのテクニックは，老人患者の場合も同じである。けっして子ども扱いをするのではなく，老人の訴えに耳を傾けるのである。

3　医療スタッフのコミュニケーション

歯科医療の場では，歯科医師を中心に歯科衛生士や歯科技工士，歯科助手などの人がチームを組んで仕事をしている。歯科病院にかぎらず，歯科医院で働くすべての人びとの人間関係は組織のうえに成り立っている。それぞれの仕事が専門職としての技術と誇りをともなっているため，お互いの立場の尊重が職場のチームワークを高めることになる。

患者を中心にすえた医療を考えた場合，歯科医師や歯科衛生士のなにげないひとことが治療場面にあたたかい雰囲気をつくることもあり，反対に，医療スタッフ間の非難や叱責，甘えや気配りのなさが，患者にチームワークの悪さといった印象を与えてしまう。歯科医師が経営者を兼ねていたり，縦割り意識が強い診療科では一方的な強要になりやすいので注意したい。仕事と私用との区別をつけることはもちろんだが，歯科医師は健全な人間関係を歯科衛生士や歯科助手たちといっしょに考えていくべきであろう。

参 考 図 書

第 1 章
松田隆夫　1995　視知覚　培風館
リンゼイ, R. H., ノーマン, D. A.　1997　中溝・箱田・近藤（共訳）情報処理心理学入門Ⅰ
　　——感覚と知覚　サイエンス社
大山　正　2000　新心理学ライブラリ18　視覚心理学への招待——見えの世界へのアプロー
　　ナ　サイエンス社
松田隆夫　2000　知覚心理学の基礎　培風館
大山　正・今井省吾・和気典二・菊地　正（編）2007　新編　感覚・知覚心理学ハンドブック
　　Part 2　誠心書房
菊地　正（編）　2008　朝倉心理学講座6　感覚知覚心理学　朝倉書店

第 2 章
滝沢武久・東　洋（編著）　1991　応用心理学講座9　教授学習の行動科学　福村出版
子安増生・田中俊也・南風原朝和・伊東祐司　1992　ベーシック現代心理学6　教育心理学
　　有斐閣
市川伸一・伊東祐司・渡邉正孝・酒井邦嘉・安西祐一郎　1994　認知科学5　記憶と学習
　　岩波書店
高野陽太郎（編著）　1995　認知心理学2　東京大学出版会
多鹿秀継・鈴木眞雄（編著）　2000　発達と学習の心理学　福村出版
道又　爾・北崎充晃・大久保街亜・今井久登・山川恵子・黒沢　学（著訳編）　2003　認知心
　　理学　有斐閣
海保博之　2006　認知と学習の心理学　培風館
篠原彰一　2008　学習心理学への招待（改訂版）　サイエンス社

第 3 章
村田孝次　1970　幼児のことばと発音　倍風館
無藤　隆・高橋恵子・田島信元（編著）　1990　発達心理学入門Ⅰ・Ⅱ　東京大学出版会
井上健治・久保ゆかり（編著）　1997　子どもの社会的発達　東京大学出版会
柏木惠子・古澤頼雄・宮下孝広　2005　新版　発達心理学への招待　ミネルヴァ書房
山口真美・金沢　創（編著）　2008　知覚・認知の発達心理学入門　北大路書房
太田信夫・多鹿秀継（編著）　2008　記憶の生涯発達心理学　北大路書房
藤田主一・板垣文彦（編）　2008　新しい心理学ゼミナール　福村出版

第 4 章
森谷寛之・赤塚大樹・岸良　範・増井武士（共著）　1991　医療・看護系のための心理学

培風館
藤田主一・園田雄次郎（編著）　1998　医療と看護のための心理学　福村出版
藤田主一（編著）　2002　こころへの挑戦—心理学ゼミナール　福村出版
下山晴彦（編著）　2003　よくわかる臨床心理学　ミネルヴァ書房
近藤　卓（編著）　2004　パーソナリティと心理学　大修館書店
詫摩武俊・滝本孝雄・鈴木乙史・松井　豊（共著）　2007　新心理学ライブラリ9　性格心理学への招待［改訂版］—自分を知り他者を理解するために　サイエンス社
桑原知子（編）　2007　朝倉心理学講座9　臨床心理学　朝倉書店
大山　正（監修）　安齋順子（編著）　2007　あたりまえの心理学—心理学入門　文化書房博文社
藤田主一・板垣文彦（編著）　2008　新しい心理学ゼミナール—基礎から応用まで　福村出版
藤田主一・楠本恭久（編著）　2008　教職をめざす人のための教育心理学　福村出版
杉浦義典・丹野義彦（共著）　2008　心理学の世界 教養編5　パーソナリティと臨床の心理学—次元モデルによる統合　培風館

第5章
マレー，E. J.　八木　冕（訳）　1966　動機と情緒　岩波書店
マズロー，A. H.　小口忠彦（訳）　1971　人間性の心理学　産業能率短大出版部
スピールバーガー，C.　池上千寿子（編訳）　1983　ストレスと不安　鎌倉書房
村田孝次　1987　教養の心理学　培風館
福井康之　1990　感情の心理学　川島書店
前田重治　1992　精神分析の視点　誠心書房

第6章
融　道男・中根允文・小宮山実（監訳）　1993　ICD-10　精神及び行動の障害—臨床記述と診断ガイドライン　医学書院
高橋三郎・大野　裕・染矢俊幸（訳）　2002　DSM-IV-TR　精神疾患の分類と診断の手引　医学書院
白井幸子　2004　臨床に生かす心理療法　医学書院
上野秀一・大蔵雅夫・谷岡哲也（編集）　2004　コメディカルのための専門基礎分野テキスト 精神医学　2版　中外医学社
日本心身医学会教育研修（編）　2006　日本心身医学会教育研修ガイドライン　心身医学16巻1号
末松弘行（編）　2007　からだの科学254号 心身症のすべて　日本評論社
渡辺雅幸　2007　専門医がやさしく語る はじめての精神医学　中山書店
久住眞理（監修）　2008　心身健康科学シリーズ 心身医学　紀伊國屋書店

第7章
長谷川浩　1974　偏見の心理　長谷川浩・岡道哲雄（編著）　人間関係の社会心理　金沢文庫
ジャニス，I. L.　秋山俊夫（編訳）　1984　ストレスと欲求不満　北大路書房
斉藤　勇（編著）　1987　対人社会心理学重要研究集2　対人魅力と対人欲求の心理　誠信書房

吉森 護　1991　人間関係の心理学ハンドブック　北大路書房
アーガイル, M., ヘンダーソン, M.　吉森 護（編訳）　1992　人間関係のルールとスキル　北大路書房
金田里津子・橋本寛子・高瀬光代・藤井たけこ・出口慶子　1992　看護婦への期待感を探る——患者家族へのアンケート結果から　第23回日本看護学会集録　看護総合
國分康孝　1995　上司のための心理学　生産性出版
正高信男　1995　ヒトはなぜ子育てに悩むのか　講談社
赤沼智子・佐々木めぐみ　1996　患者の看護婦に対する遠慮とその影響因子——援助を求めることへの抵抗感について　第27回日本看護学会集録　看護総合
岡堂哲雄（編著）　1997　現代のエスプリ　看護と介護の人間関係　至文堂
深田博己　1998　インターパーソナル・コミュニケーション——対人コミュニケーションの心理学　北大路書房
上野徳美・古城和敬・山本義史　1999　スタッフとのかかわりのなかで　上野徳美・古城和敬・山本義史・林智一　ナースをサポートする　北大路書房
勝又正直　1999　ナースのための社会学入門　医学書院
ゴードン, T.　近藤千恵（監訳）　2000　医療・福祉のための人間関係論　丸善
諏訪茂樹　2002　看護にいかすリーダーシップ　状況対応とコーチングの体験学習　医学書院
唐沢 穣　2005　集団過程　唐沢かおり（編著）　朝倉心理学講座7　社会心理学　朝倉書店
鎌倉やよい　2007　看護場面における援助　望月 昭（編著）　朝倉心理学講座17 対人援助の心理学　朝倉書店
杉本なおみ　2008　医療コミュニケーション・ハンドブック　中央法規出版

第8章

外岡豊彦（監修）　1973　内田クレペリン精神作業検査　基礎テキスト　日本・精神技術研究所
高橋雅春　1974　描画テスト入門—HTP　文教書院
本明 寛（責任編集）　1989　性格心理学　新講座1　性格の理解　金子書房
氏原 寛・小川捷之・東山紘久・村瀬孝雄・山中康裕（編者）　1992　心理臨床大事典　培風館
ウェクスラー, D.　日本WISC-III刊行委員会（訳編）1998　日本版WISC-III知能検査　理論編　日本文化科学社
ウェクスラー, D.　日本WISC-III刊行委員会（訳編）1998　日本版WISC-III知能検査　実施・採点編　日本文化科学社
上里一郎（監修）2001　心理アセスメントハンドブック第2版　西村書店
杉下守弘（訳著）　2001　日本版ウェクスラー記憶検査法　WMS-R　日本文化科学社
杉原一昭・杉原 隆（監修）財団法人田中教育研究所（編）2003　田中ビネー知能検査V　理論マニュアル　田研出版
杉原一昭・杉原 隆（監修）財団法人田中教育研究所（編）2003　田中ビネー知能検査V　採点マニュアル　田研出版
田川皓一（編）　2004　神経心理学評価ハンドブック　西村書店
ウェクスラー, D.　日本WAIS-III刊行委員会（訳編）2006　日本版WAIS-III成人知能検査

理論マニュアル　日本文化科学社
ウェクスラー，D.　日本 WAIS-III 刊行委員会（訳編）2006　日本版 WAIS-III 成人知能検査　実施・採点マニュアル　日本文化科学社

第9章
鑪 幹八郎・名島潤慈（編著）　1983　心理臨床家の手引　誠信書房
村上英治（監修）　1984　生きること・かかわること―人間への臨床心理学的接近　名古屋大学出版会
土居健郎（監修）　1988　燃えつき症候群―医師・看護婦・教師のメンタルヘルス　金剛出版
渡辺雄三　1991　病院における心理療法　金剛出版
岡堂哲雄（編）　1993　心理面接学　垣内出版
伊藤良子（編）　2007　現代のエスプリ別冊　臨床心理面接研究セミナー　至文堂

第10章
ウー，R.　岡堂哲雄（監訳）　1975　病気と患者の行動　医歯薬出版
ヴァン・デン・ベルク，J. H.　早坂泰次郎・上野 蔽（訳）　1975　病床の心理学　現代社
バーネル，G. M., バーネル，A. L.　長谷川浩・川野雅資（監訳）　1994　死別の悲しみの臨床　医学書院
河合優年・松井惟子（編）　1996　看護実践のための心理学　メディカ出版
岡堂哲雄（編）　1997　ナースのための心理学 2　患者の心理とケアの指針　金子書房
後藤宗理（編著）　2000　看護場面に学ぶ発達臨床心理学　樹村房
岡堂哲雄（編）　2000　現代のエスプリ別冊　患者の心理　至文堂
日本健康心理学会（編）　2002　健康心理学概論　実務教育出版
島井哲志（編）　2006　ポジティブ心理学―21世紀の心理学の可能性　ナカニシヤ出版
山崎喜比古・朝倉隆司（編）　2007　生き方としての健康科学［第四版］　有信堂高文社
島井哲志　2008　「やめられない」心理学―不健康な習慣はなぜ心地よいのか　集英社（集英社新書）
海保博之（監）権藤恭之（編）　2008　朝倉心理学講座15巻　高齢者心理学　朝倉書店
浅倉次男（監）　2008　子どもを理解する　へるす出版

第11章
キューブラ・ロス，E.　川口正吉（訳）　1971　死ぬ瞬間　読売出版社
小此木啓吾　1979　対象喪失　中央公論社
柏木哲夫　1986　臨死患者ケアの理論と実際　日総研出版
デーケン，A.　1986　死を看取る　メヂカルフレンド社
WHO（編）　武田文和（訳）　1987　がんの痛みからの解放とパリアティブ・ケア　金原出版
ソンダーズ，C., バインズ，M.　武田文和（訳）　1990　死に向かって生きる　医学書院
石原 明　1994　看護史　医学書院
フランクル，V. E.　山田邦男ほか（訳）　1994　それでも人生にイエスという　春秋社
東原正明・近藤まゆみ　2000　緩和ケア　医学書院
谷田憲俊　2008　患者・家族の緩和ケアを支援するスピリチュアルケア　診断と治療社

第12章

十束支朗・高嶋正士　1983　精神衛生・臨床心理　医学出版社
内田安信　1986　歯科心身症の診断と治療　医歯薬出版
朝日新聞社（編）　1987　患者のための歯科のすべて　朝日新聞社
駒崎 勉・西川博文　1988　歯科衛生士教本・心理学　医歯薬出版
芝原健夫　1989　心をひらく対話術・歯科医と患者のベターコミュニケーション　クインテッセンス出版
藤田主一ほか　1991　SCT-Dの標準化について　日本歯科医療管理学会雑誌第26巻第1号
高津茂樹ほか（監修）　1993　診察室が変わる本　クインテッセンス出版
総山孝雄　1993　歯科医療管理学入門　医歯薬出版
志村則夫　1995　歯磨きと人間　クインテッセンス出版
佐藤早苗・竹中文良　1996　患者さんが主役になる日　インフォームド・コンセント制作委員会

人名索引

ア 行

アーガイル　Argyle, M.　99
アイゼンク　Eysenck, H. J.　62
赤沼智子　104
アッシュ　Asch, S. E.　100
アロン　Aron, A. P.　96
アロンソン　Aronson, E.　96
アンナ・フロイト　Freud, A.　66
池見酉次郎　91
稲毛敦子　121
ウェクスラー　Wechsler, D.　56，114
ウェルトハイマー　Wertheimer, M.　19
ウォルシュ　Walsh, M.　146
ウォルピ　Wolpe, J.　134
内田勇三郎　119
ヴント　Wundt, W.　54
エインズワース　Ainsworth, M. D.　48
エリクソン　Erikson, E. H.　44, 52
オルポート　Allport, G. W.　58，61

カ 行

勝又正直　98
カニッツァ　Kanizsa, G.　15
金田里津子　104
木村登紀子　143
キャッテル　Cattell, J. M.　54
キュブラー・ロス　Kübler-Ross, E.　143
ギルフォード　Guilford, J. P.　58
グッドマン　Goodman, C. C.　24
クレッチマー　Kretschmer, E.　60，170
クレペリン　Kraepelin, E.　119
グロス　Gross, C. G.　15
ケーラー　Köhler, W.　29
ゴードン　Gordon, T.　107
國分康孝　103
古城和敬　104
コスタ　Costa, P. T., Jr　63
コッホ　Koch, K.　118

サ 行

後藤宗理　154
コフカ　Koffka, K.　40
駒崎勉　171
ゴルトン　Golton, F.　54

サーストン　Thurstone, L. L.　57
サリヴァン　Sullivan, H. S.　134
シェプランガー　Spranger, E.　60
シェルドン　Sheldon, W. H.　60
ジェンセン　Jensen, A. R.　42
ジャイアクインタ　Guiaquinta, B.　145
ジャニス　Janis, I. L.　105
シュルツ　Schultz, J. H.　134
スキナー　Skinner, B. F.　28，134
杉本なおみ　106
スピアマン　Spearman, C. E.　57
諏訪茂樹　102
セリグマン　Seligman, M. E. P.　33
ソンダーズ　Saunders, C.　160

タ・ナ 行

ターマン　Terman, L. M.　112
ダグラス　Douglas, J.　145
鑪幹八郎　126
ダットン　Dutton, D. G.　96
田中寛一　112
津守真　121
デュセイ　Dusay, J.　115
ナイチンゲール　Nightingale, F.　156
ノーマン　Norman, D. A.　16

ハ 行

ハーシー　Hersey, p.　102
ハーロウ　Harlow, H. F.　50
バーンズ　Burns, R. C.　115
ハイダー　Heider, D. G.　96

長谷川浩　145
パヴロフ　Pavlov, I. P.　27
バンデューラ　Bandura, A.　30
ピアジェ　Piaget, J.　45
ビネー　Binet, A.　112
ビベイス　Bibace, R.　147
深田博己　103
フランクル　Frankl, V. E.　164
ブランチャード　Blanchard, K. H.　102
ブルーナー　Bruner, J. S.　24
フロイト　Freud, S.　42, 64, 131
ヘルド　Held, R.　24
ヘンダーソン　Henderson, M.　99
ベントン　Benton, A. L.　120
ボウルビィ　Bowlby, J.　47
ホーン　Horn, J. L.　151
ポルトマン　Portmann, A.　41

マ　行

正高信男　105
マズロー　Maslow, A. H.　70
マックレー　McCrae, R. R.　63
マレー　Murray, H. A.　116
三隅二不二　101
ミッシェル　Mischel, W.　63
ミュラー・リヤー　Müller-lyer, F. C.　20
村田孝次　73

ヤ・ラ・ワ　行

山田洋子　49
ユング　Jung, C. G.　60
ラザルス　Lazarus, R. S.　74
リンゼイ　Lindsay, P. H.　16
リンダー　Linder, D.　96
ルソー　Rousseau, J. J.　52
レヴィン　Lewin, K.　51, 74
レビンソン　Levinson, D. J.　148
ローゼンツアイク　Rosenzweig, S.　116
ロールシャッハ　Rorschach, H.　115
ロジャーズ　Rogers, C. R.　128
渡辺雄三　126

事項索引

ア 行

アイ・コンタクト　106
アイコニックメモリー　34
ICD　86
愛情と所属への欲求　70
アイデンティティ　157
明るさの対比　14
遊び　50
アタッチメント　47
安全欲求　70
暗黙の性格理論　98
言い換え　107
医学的心理学　170
鋳型照合モデル　15
怒りの感情　144
育児語　105
医師　170
意識　64
意識障害　87
意思決定　165
維持リハーサル　36
一般因子（g因子）　57
意味記憶　35
医療過誤訴訟　108
医療心理士　83
医療スタッフ　182
陰性症状　88
インフォーマル・グループ　99
インフォームド・コンセント　105, 153, 175, 176
ヴィハーラ　161
ウェクスラー記憶検査改訂版（WMS-R）　121
ウェクスラー式知能検査　114
内集団　101
内集団びいき　100
内田クレペリン精神作業検査　119
うつ病　89, 150
エイジング　52
HTP　118

エコーイックメモリー　34
エス　64
エディプス・コンプレックス　43
エピソード記憶　35
M機能　101
大きさの恒常性　21
オペラント条件づけ　28
音韻ループ　38

カ 行

外因性精神障害　85
外向型　60
外的欠乏　73
外的障壁　73
外的フラストレーション　73
概念駆動型処理　17
外発的動機づけ　30
回避　74
回避―回避葛藤　75
快楽原則　65
カウンセリング　181
拡散的思考　58
学習　26, 40
学習性無力感　33
学習の認知理論　29
獲得的行動　26
仮現運動　23
重なり合い　22
過剰適応　94, 150
過剰適応性　94
価値の基準　55
葛藤（コンフリクト）　74
葛藤の基本型　74
感覚運動期　45
感覚器官　12
感覚情報貯蔵　34
環境閾値説　42
看護　156
看護ケア　156, 164

観察学習　30
患者　170
患者心理　138
患者の権利　165
患者の3大不安　172
感情・気分の障害　87
感情失禁　87
感情の反映　107
寛大効果　98
桿体細胞　12
緩和ケア（パリアティブ・ケア）　161
緩和ケアチーム　162，165
記憶　34
記憶障害　87
幾何学錯視　20
危機　159
気質（temperament）　59
気分障害　89
基本的帰属錯誤　98
基本的信頼感の獲得　146
基本的生活習慣　146
基本的欲求　68
記銘　36
きめの勾配　22
逆転移　133
逆向干渉　37
ギャング・エイジ　51
QOL　161
強化　28
境界例レベル　86
強化子　28
共感　107，152
共感的理解　129
矯正歯科　176
共通運命の要因　19
共通特性　61
強迫神経症　174
恐怖　142
近接の要因　19
緊張型　88
空間の異方性　22
空想（白昼夢）　174
具体的操作期　46
クライエント　124

クライエント中心療法　128
群化の要因　19
経済型　60
形式的操作期　46
芸術療法　133
傾聴　129
ゲイン・ロス効果　96
結晶性知能　151
顕在記憶　35
検索　36
検索の失敗　37
現実原則　65
権力型　60
コ・メディカル　83
5因子モデル（ビッグ・ファイブ）　63
口臭症　174
口唇期　43
肛門期　43
合理化　173
高齢者　150
ことば　48
子どもの病気理解の発達　147
個別特性　61
コミュニケーション　106，107
根源特性　62
コントラスト　22
コンプライアンス　175

サ　行

再生　37
在宅ホスピス　162
最適健康　157
最適不適合の理論　32
再認　37
作業検査法　119
サポート・ネットワーク　158
シェマ　45
自我　64
歯科医師　171，176，182
歯科医療　171，180
歯科衛生士　171，176，182
歯科神経症　174
自我同一性　44

自我同一性の獲得　148
歯科用文章完成法検査（SCT‑D）　177
視空間的スケッチパッド　38
刺激　26
思考障害　87
自己効力感　33
自己実現　139
自己実現欲求　70
自己中心性　46
指示的サポート　105
死生観　142
耳石　13
実存的苦悩　161
質問期　50
質問紙法　114
自動運動　23
社会型　60
社会的苦痛　160
社会的微笑　50
社会的欲求　69
習慣反応レベル　62
宗教型　60
収束的思考　58
集団　99
集団間葛藤　101
集団の凝集性　100
終末期　160
終末期ケア　160
自由連想法　131
主観的輪郭　15
主体性尊重サポート　105
受容　144
受理面接　125
順向干渉　37
純粋性　128
消去　28
状況対応型リーダーシップ　102
状況論　64
条件刺激　27
条件反射　27
情緒的サポート　104
情動　68
小児歯科　181
承認，尊敬自己評価の欲求　70

障壁型　75
情報的サポート　104
初期経験　41
心因性精神障害　85
人格　59
心気症　174
神経症　79，90
神経症的傾向の次元　62
神経症レベル　86
神経心理学的検査　119
心誌　62
心身医学　91，170
心身症　80，92
身体の苦痛　160
心的装置　65
審美型　60
心理・社会的因子　92
心理学的援助　83
心理検査　84
心理士　83
心理的世界　138
心療内科　91
診療補助職　83
心理療法における関係性　135
水晶体の調節　21
錐体細胞　12
図地反転　18
ステレオタイプ性　98
図と地の分化　18
ストレス　78
ストレス対処行動　141
ストレッサー　78
性格（character）　59
生活教育　140
性器期　43
正規分布　55
成熟　40
精神医学　170
精神科医療　84
成人期　149
精神疾患　88，150
精神障害　84
精神的苦痛　160
精神病　84

精神病質の次元　62
精神病レベル　87
精神分析　66, 131
性的欲求　69
生得的行動　26
青年期　148
青年期延長説　148
正の強化子　29
精緻化リハーサル　36
性役割　51
生理的欲求　68, 70
世代性　149
接近　74
接近―回避葛藤　75
接近―接近葛藤　74
説得　100, 103
絶望感　161
セラピスト　124
セルフケア　157
前意識　64
線遠近法　22
宣言的記憶　35
潜在記憶　35
全人的苦痛　160
前操作期　45
潜伏期　43
専門的援助関係　158
躁うつ気質　60
想起　37
創造性　58
躁病　89
ソーシャル・サポート　104, 141, 159
ソーシャルワーカー　165
側抑制　14
外集団　101
外集団均質化効果　101

タ 行

第一反抗期　51
対象喪失　164
対人葛藤　98
対人距離　106
対人認知　97
対人魅力　96
第二次性徴　51
第二反抗期　52
タイプA行動様式　93
多因子説　57
達成動機　32
田中ビネー知能検査V　111, 112
単一型　88
単眼運動視差　22
短期記憶　35
男根期　43
チーム医療　83, 165
知覚障害　87
知的機能の障害　87
知的好奇心　31
知能　56
知能検査　112
知能構造モデル　58
知能指数（IQ:Intelligence Quotient）　55
チャンク　35
中央実行系　38
中年の危機　148
長期記憶　35
超自我　64
直面化　133
貯蔵　36
超越　71
治療契約　127
治療抵抗　132
津守式乳児精神発達質問紙　121
TAT　116
DSM　85
データ駆動型処理　17
適応　68
適応障害　173
手続き的記憶　35
転移感情　132
投影法　115
動機づけ　30
道具的サポート　104
統計的基準　54
統合失調症　88
統合と絶望　71
洞察学習　29

投射 173
同調行動 100
特殊因子（s 因子） 57
特殊反応レベル 62
特性レベル 62
特性論 61
特徴検出器 15
特徴分析モデル 16
閉じた質問 106
トップ・ダウン処理 17
取り引き 144

ナ 行

内因性精神障害 85
内向型 60
内向性—外向性の次元 62
内的葛藤 73
内的欠乏 72
内的作業モデル 48
内的障壁 73
内的フラストレーション 72
内発的動機づけ 30
2因子説 57
二次的留巣性 42
二重接近—回避葛藤 75
2貯蔵庫モデル 34
日本歯科医療管理学会 175
認知・行動療法 134
認知機能障害 88
認定心理士 83
粘着気質 60
能動的な聞き方 107

ハ 行

パーソナリティ（personality） 58
パーソナリティ検査 112, 114
パーソナル・スペース 158
バーン・アウト 164
バウムテスト 118
破瓜型 88
発達 40
発達段階説 71

発達加速現象 51
発達課題 146
発達検査 121
発達段階 50
発達的基準 55
パニック発作 90
ハロー効果 97
般化 28
半規官 13
汎適応症候群 78
パンデモニウム・モデル 16
反動形成 173
反応 26
PM 式リーダーシップ 102
POX モデル 96
P 機能 101
非公式なルール 99
ビジュアル・アナログ・スケール 162
ヒステリー 80
悲嘆 145, 154, 164
悲嘆のケア 154
否認 144
病院環境 158
病気像 140
病気体験 142
病名告知 165
表面特性 62
病理的基準 55
開かれた質問 106, 107, 108
広場恐怖 90
不安 142
不安障害 90
不安神経症 174
フェーズズ・ペイン・レイティング・スケール 162
フォーマル・グループ 99
符号化 36
負の強化子 29
フラストレーション 72
フラストレーション反応 73
プレグナンツの原理 19
文章完成法（SCT） 117
分裂気質 60
閉合の要因 19

ベントン視覚記銘力検査　120
弁別　28
防衛機制　66, 75, 173
忘却　37
ホーソン実験　99
保持　36
ポジティブ心理学　141
ホスピス　161
ボトム・アップ処理　17
ホメオスタシス　78

マ　行

マッハ現象　14
三宅式記銘力検査　120
味蕾　13
無意識　131
無条件刺激　27
無条件の肯定的関心　129
無条件反射　27
明確化　133
メンバーシップ　103
妄想型　88
盲点　13
網膜　12
燃え尽き　136

ヤ　行

矢田部ギルフォード性格検査　114
遊戯療法　134
誘導運動　23
よい連続の要因　19
陽性症状　88
予期的悲嘆　163
抑圧　64, 174
抑うつ感　144

欲求　68
欲求の階層性　70
欲求の種類　69
欲求不満　72
欲求不満テスト（P-Fスタディ）　116

ラ・ワ　行

ライフサイクル理論　102
ライフスタイル　157
ラベリング理論　98
リーダーシップ　100, 101, 102
理解的な態度　152
理解欲求　31
力動論　66
リソース・パーソン　158
リハーサル　35
リビドー　42, 65
流動性知能　151
両眼の視差　21
両眼の輻輳　21
両面価値型　75
理論型　60
臨死の子ども　145
臨床　82
臨床看護師　156
臨床心理学　170
臨床心理士　83, 165
類型レベル　62
類型論　59
類同の要因　19
霊的苦痛　160
レスポンデント条件づけ　27
老人歯科　181
老年期　151
ロールシャッハテスト　115
ワーキングメモリー（作業記憶）　38

編　者

藤田　主一（ふじた しゅいち）　　日本体育大学名誉教授

山﨑　晴美（やまざき はるよし）　　明治学院大学社会福祉学部

執筆者〈執筆順，（　）内は担当箇所〉

山﨑　晴美（やまざき はるよし）（第1章）　編　者

丸山　昌一（まるやま まさかず）（第2章）　元西日本短期大学

塚本　伸一（つかもと しんいち）（第3章）　立教大学現代心理学部

亀岡　聖朗（かめおか せいろう）（第4章）　桐蔭横浜大学スポーツ健康政策学部

佐藤　清公（さとう きよたか）（第5章）　前日本大学

松野　俊夫（まつの としお）（第6章）　日本大学医学部

池見　正剛（いけみ まさたけ）（第7章）　日本大学文理学部

霜山　孝子（しもやま たかこ）（第8章）　駿河台大学心理学部

森田　美弥子（もりた みやこ）（第9章）　中部大学人文学部

小笠原　昭彦（おがさわら あきひこ）（第10章）　前名古屋市立大学看護学部

三上　れつ（みかみ れつ）（第11章）　慶應義塾大学名誉教授

藤田　主一（ふじた しゅいち）（第3章・第12章）　編　者

新 医療と看護のための心理学
2009年3月30日　初版第1刷発行
2021年9月10日　　　　第10刷発行

編著者　　藤 田 主 一
　　　　　山 﨑 晴 美
発行者　　宮 下 基 幸
発行所　　福村出版株式会社
〒113-0034　東京都文京区湯島2-14-11
電話　03-5812-9702　FAX　03-5812-9705
印刷　モリモト印刷株式会社
製本　本間製本株式会社

© S. Fujita, H. Yamazaki　2009
Printed in Japan
ISBN978-4-571-20074-8　C3011
★定価はカバーに表示してあります。
　乱丁本・落丁本はお取り替え致します。

福村出版◆好評図書

藤田主一 編著
新 こころへの挑戦
●心理学ゼミナール

◎2,200円　ISBN978-4-571-20081-6　C3011

脳の心理学から基礎心理学，応用心理学まで幅広い分野からこころの仕組みに迫る心理学の最新入門テキスト。

藤田主一・板垣文彦 編
新しい心理学ゼミナール
●基礎から応用まで

◎2,200円　ISBN978-4-571-20072-4　C3011

初めて「心理学」を学ぶ人のための入門書。教養心理学としての基礎的事項から心理学全般の応用までを網羅。

藤田主一・齋藤雅英・宇部弘子 編著
新 発達と教育の心理学

◎2,200円　ISBN978-4-571-22051-7　C3011

発達心理学，教育心理学を初めて学ぶ学生のための入門書。1996年初版『発達と教育の心理学』を全面刷新。

藤田主一・齋藤雅英・宇部弘子・市川優一郎 編著
こころの発達によりそう教育相談

◎2,300円　ISBN978-4-571-24067-6　C3011

子どもの発達に関する基礎知識，カウンセリングの理論・技法，学校内外の関係者との協働について解説。

藤田主一・齋藤雅英・宇部弘子・市川優一郎 編著
生きる力を育む生徒指導

◎2,300円　ISBN978-4-571-10184-7　C3037

生徒指導の重要概念や教師が直面する具体的な問題について解説。平成29年告示学習指導要領に対応。

日本応用心理学会 企画／藤田主一・浮谷秀一 編
現代社会と応用心理学 1
クローズアップ「学校」

◎2,400円　ISBN978-4-571-25501-4　C3311

目まぐるしく変化する現代社会に対応を迫られる学校。現場で何が起きているのか、「こころ」の問題を探る。

日本応用心理学会 企画／谷口泰富・藤田主一・桐生正幸 編
現代社会と応用心理学 7
クローズアップ「犯罪」

◎2,400円　ISBN978-4-571-25507-6　C3311

犯罪心理はもとより，現代の犯罪の特徴から犯罪をとりまく事象を25のトピックで解説。現代社会の本質に迫る。

◎価格は本体価格です。

福村出版◆好評図書

A. クラインマン 著／皆藤 章 監訳
ケアのたましい
●夫として，医師としての人間性の涵養
◎3,800円　ISBN978-4-571-24091-1　C3011

ハーバード大学教授で医師であるクラインマンが，認知症の妻の十年に亘る介護を通してケアと人生の本質を語る。

坂田真穂 著
ケア―語りの場としての心理臨床
●看護・医療現場での心理的支援
◎2,700円　ISBN978-4-571-24087-4　C3011

ケアを歴史的に捉え直す。看護・医療現場の心理的疲弊に心理士が共感することで，より良いケアを実現する。

桑山紀彦 著
心理社会的ケアマニュアル
●傷ついた心に寄り添うために
◎1,700円　ISBN978-4-571-24062-1　C3011

精神科医の著者が紛争や災害で心に傷を負った人々のために取り組んできた心理社会的ケアをわかりやすく解説。

N. ラムゼイ・D. ハーコート 著／原田輝一・真覚 健 訳
アピアランス〈外見〉の心理学
●可視的差異に対する心理社会的理解とケア
◎5,000円　ISBN978-4-571-25049-1　C3011

外見（アピアランス）に問題を抱える人々の心理社会的不安と困難に焦点を当て，介入・支援の可能性を探る。

原田輝一・真覚 健 編
アピアランス〈外見〉問題と包括的ケア構築の試み
●医療福祉連携と心理学領域とのコラボレーション
◎3,000円　ISBN978-4-571-24068-3　C3011

複雑かつ多岐にわたる〈外見〉問題の包括的ケア実現に向け，医学・心理学の両面から基礎と実践について解説。

A. クラーク・A.R. トンプソン・E. ジェンキンソン・N. ラムゼイ 他著／原田輝一・真覚 健 訳
アピアランス〈外見〉問題介入への認知行動療法
●段階的ケアの枠組みを用いた心理社会的介入マニュアル
◎7,000円　ISBN978-4-571-24072-0　C3011

先天的要因や疾患・外傷による外見の不安や困難に，段階的ケアによってアプローチする包括的ケアマニュアル。

D. キング・P. デルファブロ 著／樋口 進 監訳／成田啓行 訳
ゲーム障害
●ゲーム依存の理解と治療・予防
◎6,000円　ISBN978-4-571-50015-2　C3047

DSM-5，ICD-11に収載されて注目を浴びるゲーム障害。その理論とモデルを解説し，臨床の全体像を総説する。

◎価格は本体価格です。

福村出版◆好評図書

川嵜克哲 著
風景構成法の文法と解釈
●描画の読み方を学ぶ

◎3,400円　ISBN978-4-571-24071-3　C3011

実施手順から箱庭療法との違い，基本型となる描画の解釈，各項目の意味と配置などを長年に亘る経験から詳説。

石川 元 著
親があっても子が育つ
●描画などモノから見える家族

◎2,500円　ISBN978-4-571-24069-0　C3011

家族を変えるために描画・食卓・家系図などのモノを介して家族を揺さぶり治癒へと導く過程が描き出される。

林 直樹・野村俊明・青木紀久代 編
心理療法のケースをどう読むか？
●パーソナリティ障害を軸にした事例検討

◎3,200円　ISBN978-4-571-24083-6　C3011

様々な精神的問題に直面する事例を集め，精神科医・林直樹がスーパーバイズ。事例をどう読むかが分かる一冊。

津川律子・花村温子 編
保健医療分野の心理職のための対象別事例集
●チーム医療とケース・フォーミュレーション

◎3,300円　ISBN978-4-571-24088-1　C3011

保健医療分野の各機関で，心理士がどのような支援を行っているのか，実際の仕事ぶりを分かりやすく紹介する。

K.ホランド・C.ホグ 著／日本赤十字九州国際看護大学 国際看護研究会 監訳
多文化社会の看護と保健医療
●グローバル化する看護・保健のための人材育成

◎3,200円　ISBN978-4-571-50011-4　C3047

看護・医療は多文化状況にいかに対応すべきか。英国で現場の視点から作られた文化ケアのための包括的教材。

J.ヒューウィット＝テイラー 著／遠藤公久・小川里美・佐藤珠美・清水まき・鈴木清史・徳永 哲・新沼 剛・橋本真貴子・堀市聡子・本田多美枝・増田公香 訳
入門 臨床事例で学ぶ看護の研究
●目的・方法・応用から評価まで

◎2,800円　ISBN978-4-571-50012-1　C3047

看護における臨床現場の研究，その目的・方法の基本から事例に基づいた応用・評価までをわかりやすく解説。

R.E.コンスタンティノ・P.A.クレイン・S.E.ヤング 編著／柳井圭子 監訳
フォレンジック看護ハンドブック
●法と医療の領域で協働する看護実践

◎10,000円　ISBN978-4-571-50014-5　C3547

暴力により被害を負った対象に，法医学的知見を活かしてケアを行う「フォレンジック看護」の包括的ガイド。

◎価格は本体価格です。